# 中醫師 教你怎麼吃
# 生酮低醣減碳 料理

## 50道超 EASY 的中西食譜

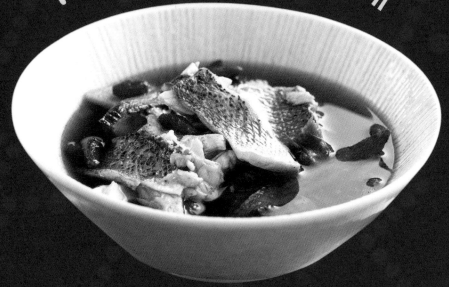

中醫師 **陳俊如** ╳ 料理創意師 **林祐禎**

　　這幾年，在減重市場上風行「生酮飲食」的潮流，減重或內科門診中許多患者往往會詢問執行生酮飲食的相關疑問，筆者身為中醫師與營養醫學的背景，從事臨床減重與內科門診多年，對於每每一段時間就有推陳出新的飲食觀念時，我通常會先親身執行其可行性與效果後，才會給予患者建議。

　　評估要點為：第一，其提出的觀念是否對身體是健康友善的？第二，飲食模式是否簡便可行，是否符合人性？第三，才是考慮是否具備其所提出的療效性？

　　其中，飲食應當均衡，而過與不及都不好。舉例來說，大家知道食用新鮮蔬果可預防許多疾病，但過於大量或每餐只吃新鮮蔬果又往往造成體寒、腹瀉、婦女帶下等問題，再者，蔬果農藥殘留與重金屬的問題若無法解決，大量吃下肚後又是另外的健康議題。另外，也很常見許多人怕膽固醇、血脂肪或尿酸過高，四隻腳的動物不敢吃，餐餐只以魚類或豆類為蛋白質的來源，好處是，攝取得到 omega-3、EPA、DHA 等優質的脂肪酸，但海洋重金屬汙染的問題卻無法避免，再者，白肉的血鐵蛋白遠不如紅肉豐富，對於貧血或造血功能不佳者，魚肉所能提供的營養素就遠遠不及四隻腳的紅肉了，這時候，許多人又會說多吃含葉酸及鐵質豐富的蔬菜呢？其實，問題還是出在「吸收率」，蔬菜水果所含的鐵質吸收率僅不到 10%，遠遠不及動物性食物的吸收率高，中醫講究「血肉有情之品」，意思是，人類本身是動物，動物性食物在動物體的身上屬於「生物相容性」，吸收率通常也是最高的，誠如在動物界所見到的，如獅、狼、虎、豹等具有高體力、高耐力與瞬間爆發力強的動物多為葷食性動物；而羊、馬、鹿、牛等較低爆發性與持久性的則多屬於草食性的動物。人類有幸為雜食性物種，因此，對於日常食物的攝取則應多樣化才能符合生物的特性與演化的需求。

　　另外，許多食物標榜「健康」，但往往食之無味，棄之可惜，吃下肚，不僅無法對食物攝取產生滿足感與愉悅感，這類型的飲食不但無法持久也無法產生

「滿足」與「開心」的感覺，大腦便無法分泌出快樂荷爾蒙，只會有「我應該是吃飽了，但沒有很開心」的狀況。於是，就算標榜再健康的飲食也達不到健康的目的，也就是「無快樂感」。這樣的情況，我就不會建議民眾長期使用，因為，回復健康與達成體重控制都不是短時間就能收速效的。

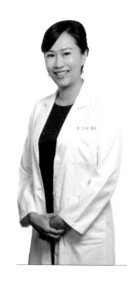

在本書中，介紹了關於生酮飲食、低升糖飲食與原始人飲食法的型態，與前陣子風行的阿金飲食法，羅列優缺點與營養素的比例表，讓讀者可以自行評估哪種最符合自身的身體健康狀況，若還有不清楚者，建議還是諮詢醫護人員或專業人士評估後再執行較好。醫學知識日新月異，許多過去以為是「正確的」觀念，往往在經歷了十年或二十年後竟被推翻，過去認為健康的原則是少油、少鹽、少糖分，但是，現在的觀念卻非如此，好的油脂是身體重要的荷爾蒙來源，足夠的鹽分有助於細胞內許多機能的調節，足夠的葡萄糖能幫助大腦思考等。

中醫師 陳俊如

因此，筆者認為，在這知識多元爆炸的時代，反倒應以更包容的態度看待這許多的訊息，但不急著下定論，多給這些理論一段時間去實證，才是一個比較健康的態度，況且，每個個體皆有其差異性，不見得非得哪一套飲食才是最好，只有最適合自己與能否執行得來，才是最好的方式。

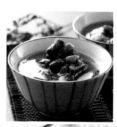

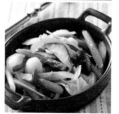

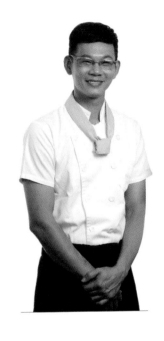

## 料理師序

　　本人很榮幸可以參與本書的著作，將這 20 年所學所做化為文字、圖片，使對烹飪與生酮低醣減碳有興趣的讀者，藉由中藥、食蔬入菜而讓自己瘦得更健康、更有自信。

　　20 多年前，在因緣際會下，我到親戚所經營的餐廳由學徒做起。過去的師徒關係是非常嚴厲的，在師傅嚴格的訓練下，各種食材需由清洗、切工開始學起，再到醃料的製作、魚蟹的前置處理等，一切的步驟都必須扎扎實實由基礎做起，得到師傅的認可後，才可站上爐台，烹調料理給客人食用。

　　為了學習更多跨界料理，之後我到台北幾家知名餐廳學習各種料理的精髓，台菜重視魚、海鮮的處理，川菜重視香料與火侯，江浙菜藉由食材的變化與製作程序使菜色更有層次感，這就是俗稱的「手路菜」。

　　在重視健康的現代，我投入了全台最大月子中心的中廚，將過去所學融入現代人的健康食補概念，做

出具創意性、著重養生與營養兼備的現代化養生月子餐。

　　生酮飲食著重食材的種類、搭配，及三大營養素的比例，而中藥食補則是著重在體質、養生調養，這兩者看似毫無關聯，卻同樣以身體健康作為出發點，因此，我和俊如醫師在此做了大膽的嘗試，將兩者融合在一起，讓消費者得以藉由中西合併的食譜料理，吃出符合自己體質的生酮低醣減碳料理。

　　最後，希望本書能夠打破一般人對於生酮就是西餐的想法和觀念，做出一道道專屬於自己飲食習慣的健康料理。

創意料理師　杜祐禎

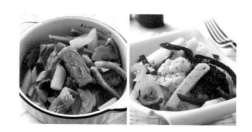

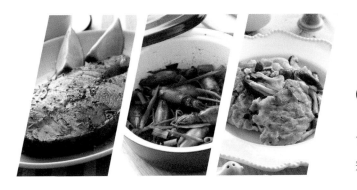

# Contents

CHAPTER 1

## 生酮？低醣、減碳的新飲食概念

CHAPTER 2

## 六大中醫體質，這樣吃生酮才健康

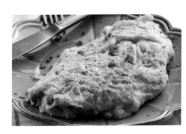
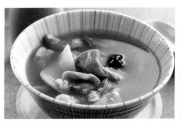
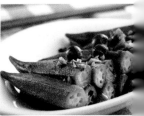

# 50 道超 easy 的中西食譜

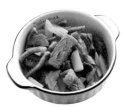

# 生酮？
# 低醣、減碳的
# 新飲食概念

在開始介紹生酮飲食之前，還是得先提到生酮飲食的發展歷史，最早的生酮飲食是在 1920 年代用於治療兒童癲癇，這種飲食在之後的十多年被廣泛的使用，直到十九世紀末發現了抗癲癇藥物溴化鉀之後，生酮飲食療法才逐漸式微。直到 1972 年，美國醫生羅伯特‧阿特金斯（Robert Atkins，簡稱阿金博士）出版了他的醫學專著《阿金博士的新減肥大革命》（Dr. Atkins'New Diet Revolution），這套飲食用於治療肥胖型的心血管方面的疾病，但在當時是備受爭議的。

近幾年，在華人社會掀起了一波生酮飲食的狂熱，不管是不是真的懂生酮，許多人都熱衷於從事生酮飲食，目的是為了減重，只是，如果沒有受過專業生酮訓練的民眾，反而造成膽固醇、三酸甘油脂飆高的窘況。

其實，減重除了生酮，還有其他的飲食方式可以選擇，如低升糖飲食法、原始人飲食法等，都可以達到體重控制與健康飲食的目的，而且安全性更佳。這在後面的章節都會有所介紹。畢竟，食物是每天都要吃的，得先求不傷身，再來講求效果，才是正確的觀念。

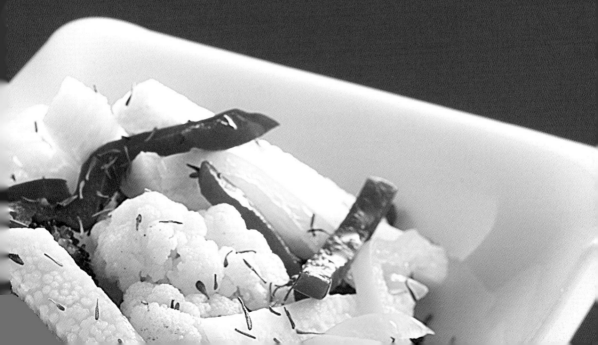

## 1-1 什麼是生酮飲食？

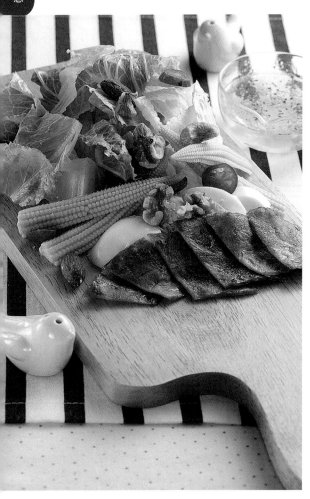

生酮飲食是一種低碳水化合物的飲食方式，其脂肪與蛋白質、碳水化合物的比例為四比一（脂肪為四，蛋白質與碳水化合物總合為一），目的是讓身體產生營養性酮化的狀況。飲食方式簡單的說就是僅攝取極少量的碳水化合物，適量的蛋白質及極大量的油脂時，身體的能量利用方式會轉變為以「酮體」做為能量的代謝模式，這與一般日常飲食以碳水化合物為主時，經過消化吸收分解產生的是以「葡萄糖」作為能量的來源，是完全不同的途徑。

### 食物在體內的消化過程

以下，分別來簡述我們吃下各種食物後，會在身體發生什麼反應：

### 當吃進碳水化合物時

當我們吃了主食，也就是碳水化合物（如飯、麵、麵包等，或是水果、餅乾、含糖飲料等），這類的醣類食物在消化道被腸道酵素切斷成小分子單醣，也就是「葡萄糖」的形式進入血液中，而這血液中的葡萄糖會被肝臟吸收成為肝醣的形式貯存，部分成為燃料被使用掉，多餘的部分就會在肝臟中被儲存起來，而儲存的形式就是脂肪組織，也就是說，吃進醣類食物，若沒有當場被轉化成燃料使用掉，就會變成脂肪組織儲存起來。

### 當吃進蛋白質時

當我們吃了蛋白質食物（肉類、豆類、蛋、奶、起司等），經過消化道時被消化酵素分解成小分子的胺基酸與胜肽類，同樣這些小分子產物會進入血液當中，部分成為燃料被使用掉，部分則被合成為肌肉組織或各種維持細胞運作的酵素或輔酶的原料，也就是說，蛋白質的吸收形式主要是先分解為小分子胺基酸後再合成為各種必需氨基酸供身體利用，其餘的部分就以肌肉組織的型態被儲存。

### 當吃進脂肪時

當我們吃進脂肪類食物（肉類脂肪或各種型態的油脂等），被消化道的脂肪分解酵素分解為各種甘油的形式進入小腸中，在小腸絨毛被吸收，在經過肝門靜脈時被肝臟吸收，並合成為各種形式、不會固著在細胞膜上的脂肪油滴，主要是以各種膽固醇、三酸甘油脂的形式在血液中運行，並且到達各組織與末梢循環分解而產生熱量來源。(圖1-1)

### 糖質新生作用讓身體得以持續產生能量

前面講到當有食物進來時身體會透過吸收產生各種能量，但是，當停止進食一段時間後，身體還是持續需要能量運轉身體機能，這時候就會開始將之前所儲存的各種形式

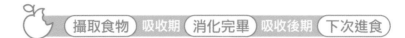

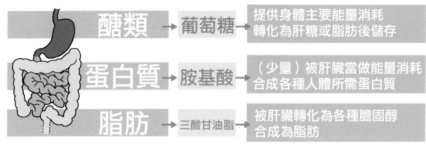

攝取食物　吸收期　消化完畢　吸收後期　下次進食

立即使用或儲存血液中的營養素

醣類 → 葡萄糖 → 提供身體主要能量消耗 轉化為肝糖或脂肪後儲存

蛋白質 → 胺基酸 → （少量）被肝臟當做能量消耗 合成各種人體所需蛋白質

脂肪 → 三酸甘油脂 → 被肝臟轉化為各種膽固醇 合成為脂肪

經由消化系統吸收

**圖1-1｜身體在吸收期時，將食物吸收、轉化為營養素的過程**

的油料拿出來使用，這被稱為「糖質新生」作用 (Gluconeogenesis)，也就是把原本不是糖的物質在肝臟中轉換成可被利用的血糖，最常見的是乳酸(lactate)、丙胺酸(alanine)、丙酮酸 (pyruvate)、 甘油 (glycerol) 與一些酮酸，某些情況下，腎臟也能產生一小部分的葡萄糖。

也就是說，身體透過肝臟將之前來自醣類、蛋白質、脂肪等以不同形式貯存的材料再度透過糖質新生作用合成為葡萄糖，葡萄糖經由糖解作用形成丙酮酸，透過丙酮酸進入能量代謝途徑 (TCA cycle)，如此才能在組織細胞中產生能量。

糖質新生作用會消耗脂肪和肌肉組織

在這個糖質新生的產能過程中，同時也會消耗脂肪組織與肌肉組織

產生足夠的能量供給身體所需，因為，光靠肝醣是遠遠不夠的！尤其，大腦是個非常耗能的 CPU，一般而言，大腦只消耗葡萄糖，但是，若是葡萄糖供應不足的情況下，大腦還是可以使用脂肪分解後的酮體做為其能量來源。( 圖 1-2)

**生酮飲食的營養素轉化過程**

在說明生酮的轉化過程前，我們先來了解人體內的主要酮體有哪些：丙酮、乙醯乙酸、$\beta$-羥丁酸。其中，丙酮多存在於呼氣中，乙醯乙酸是尿液中的酮體成分，$\beta$-羥丁酸則是血液中的酮體成分。( 圖 1-3)

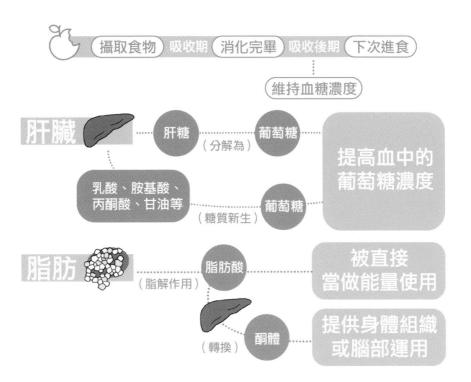

**圖1-2│身體在吸收後期時，將儲存的營養素轉化為能量的過程**

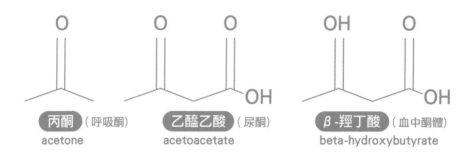

丙酮（呼吸酮）
acetone

乙醯乙酸（尿酮）
acetoacetate

β-羥丁酸（血中酮體）
beta-hydroxybutyrate

**圖1-3｜人體常見的三種酮體**

許多人在執行生酮飲食的時候都會測呼吸中的酮體（丙酮）以及尿液中的酮體（乙醯乙酸），但是，準確度最高的是血液中的酮體（β-羥丁酸），也就是說，必須要用血酮儀檢測才能準確的知道身體是否真正進入生酮狀態。

### 進行生酮飲食時，體內的血糖會偏低

進行生酮飲食時，葡萄糖的產生幾乎得完全透過糖質新生來合成，所以，血糖會偏低，因此，也有些理論認為進行生酮飲食可以改善糖尿病血糖控制不佳的問題。但當來源不足時，身體就得藉著分解脂肪產生脂肪酸與酮體來得到更多的能量，故剛開始會有變瘦的感覺，而達到減重的副作用。

對於糖尿病患者來說，控制血糖值不完全是最主要的，更重要的其實是糖化血色素質的穩定，這關係到是否會造成視網膜病變、中風、心血管疾病、腎臟病、糖尿病足等併發症。第一型糖尿病患者與發育中的青少年或幼兒是不建議使用生酮飲食，因為會容易造成血糖不穩定與生長發育遲緩，而且第一型與

第二型糖尿病患者，若血糖控制不好，較容易會出現酮酸中毒的問題。

在執行生酮飲食時，時常監控血酮值非常重要，通常，測量呼吸及尿液中的酮體都無法真正準確地測得血中酮體的狀況，唯有檢驗血酮的含量才能準確地知道是否真正達到入酮的狀態。營養性酮化的狀態，其血酮值應該落在 0.5 ～ 3.0mmol 之間。(圖1-4)

## 真正的阿金飲食法

1970 年代，阿金博士提倡的吃肉飲食法（高蛋白低碳減肥法），與生酮飲食不完全相同，但許多人常混淆，在這裡簡述阿金飲食法。

阿金飲食是攝取極低碳水化合物，但可吃高蛋白食品，即減少任何澱粉類、高糖分食品，而多吃肉類、魚、豆、蛋、奶製品，核心是控制碳水化合物的攝入量，類似生

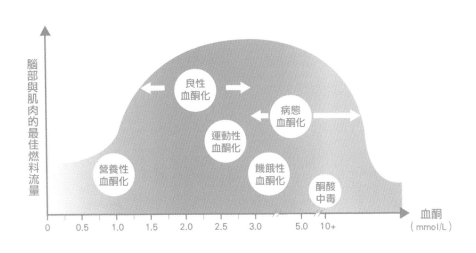

**圖1-4│理想中的血酮含量**

酮飲食，但脂肪、蛋白質與碳水化合物的比例與生酮飲食不同。生酮飲食走的是利用燃燒身體脂肪產生酮體獲得能量，而阿金飲食法是採低碳水化合物飲食，使身體利用分解蛋白質與脂肪酸而獲得能量，未必會有進入酮症的狀態。高蛋白質減肥法並不特別拉高油脂攝取量，它的原理是讓生酮性食物的比例與生醣性食物維持三到四之間（愈高愈好），讓身體能量來源是使用蛋白質與脂肪酸，而改走酮體代謝途徑。( 圖 1-5)

### 傳統生酮飲食

蛋白質6%
碳水化合物4%
脂肪90%

### 合併中鏈三酸甘油脂的生酮飲食

蛋白質10%
碳水化合物10～35%
脂肪71～80%

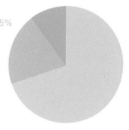

### 改進版阿金飲食法

蛋白質30%（平均分配一天飲食中）
碳水化合物10%
（從一日20公克開始，漸進式增加每日5～10公克）
脂肪60～65%

### 低升糖指數飲食（LGIT）

蛋白質20～30%（平均分配一天飲食中）
碳水化合物40～60克（攝取升糖指數<50）
脂肪60～70%

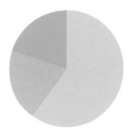

**圖1-5｜各種生酮飲食的營養素比例**

## 1-2 生酮飲食適合什麼樣的人？

在我的減重門診中，時常有許多患者問到自己適不適合進行生酮飲食，一般而言，健康的人都可以在醫療人員的監控下執行營養性生酮，但較為困難的是，執行生酮得確實監控血酮值是否落在營養性酮化的區間才能算得上真正的「入酮」，身體從利用葡萄糖為能量來源要轉化成利用酮體，少則需要幾天，多則需要數周甚至是數個月，要達到身體真正燃燒脂肪，也就是處於入酮的狀態需要一定的恆心與持續力，如果沒有決心，就別輕易嘗試生酮。

### 適合進行生酮飲食的人

那麼，究竟有哪些人適合嘗試生酮呢？以下列出幾種類型的人，若

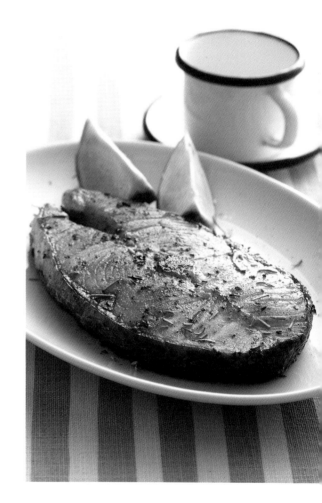

有這種症狀的人，可以建議進行低醣生酮飲食改善自己的健康狀態：

(1) 體重及體脂肪皆超出「理想」範圍。

(2) 想減肥，但嘗試過很多減肥法，效果都不佳。

(3) 吃過飯後，會昏昏欲睡者。

(4) 容易肚子餓，餓的時候會心慌、易怒，血糖劇烈波動者。

(5) 家族長輩有糖尿病史。

(6) 自覺思考緩慢、注意力不集中、記憶力減退者。

(7) 睡眠狀態不佳，睡醒還是容易感到疲累者。

(8) 情緒容易焦慮，心情容易起伏震盪者。

以上許多狀況也與血糖不穩定相關，血糖偏低時，人會容易焦慮、心慌、易怒、冒冷汗、臉色發白等，通常處理方式是先塞一顆糖，讓偏低的血糖稍微上升 ( 圖 1-6)。這類型的人往往在進食後，會因為血糖急遽上升而造成昏昏欲睡的情形。因此，有這種情況者可以嘗試生酮飲食，減少碳水化合物的攝取，也避免發生血糖上上下下、不穩定的

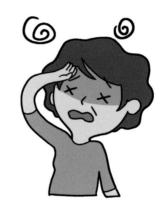

症狀：皮膚蒼白、冷汗、濕汗、喪失意識

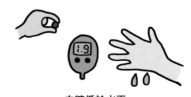

血糖低於水平
第一步：先吃一顆糖

圖 1-6 ｜ 低血糖昏迷的處理方式

波動過度劇烈。

在中醫的角度，上述的疾病多與「氣虛」、「血虛」、「陽虛」、「血虛風燥」等體質的人有關，因此，若以中醫體質來說，也是這類的人較適合進行生酮飲食。關於這部分，我們在後續的章節還會有所介紹。

## 執行生酮飲食需要徹底，否則反而容易有副作用

上述的類型和症狀，看來也是許多現代人常見的困擾，執行生酮飲食在某種層面上也確實可以改善一些狀況，但是，執行得不徹底，時常有交際應酬就破功的話，反而更容易造成副作用，畢竟，這樣的飲食類型在日常生活中要百分之百徹底執行還是有其困難度。

### 較適合外食族的生酮方式

首先，以外食族為例，若要進行生酮飲食，外食族的選擇幾乎只有自助餐，但是，許多上班族的外食還是以麵食、米飯居多，若要選擇足夠的油脂，還得確認油脂的品質是否夠好，畢竟要吃下去的油脂量是相當多的，相對來說也非常困難；蛋白質類的食物價格也相對偏高，吃太少反而會有飢餓感。通常以小麵攤為例，切份滷味、燙青菜、滷蛋、嘴邊肉之類的小菜，也是可以達到不飢餓的方式。但若以中午一個便當的分量，排除碳水化合物不吃，剩下的菜、肉根本是不足的，更遑論外食的油脂攝取量難以達到生酮所需的比例了。因此，對於外食族，建議的方式是自己準備便當，攝取足夠的蛋白質與蔬菜，並挑選較優質的食用油脂，也省去思考外食要怎麼吃才行。

### 進入生酮狀態對身體的好處

雖然生酮狀態不容易達到，但是，若能進入營養性生酮，身體所能呈現的優點：

(1) 減輕疲倦感、維持頭腦清晰。

(2) 減少饑餓感與抑制食欲。

(3) 睡眠品質改善，較能獲得良好的休息，並減少體內慢性發炎。

(4) 提升高密度脂蛋白，降低三酸甘油脂與低密度脂蛋白。

(5) 減輕焦慮狀態與改善心情。

(6) 改善皮膚問題，如缺脂性皮膚炎、痤瘡、異位性皮膚炎等。

(7) 改善便祕，尤其是之前油脂攝取不足型的便祕問題。

(8) 提升肌耐力與肌肉持久度。

(9) 可以穩定血糖過度劇烈震盪的問題。

(10) 提升生殖能力與性能力，穩定荷爾蒙的分泌功能。

如同上述，進入生酮狀態有這麼多的好處。若追根究柢起來，生酮飲食對身體的好處很多時候是藉由攝取較多油脂，以彌補許多人日常飲食油脂攝取不足所造成的問題。

| 身體狀況 | 血液中的酮體量 |
| --- | --- |
| 進食後 | 0.1mmol/L良性血酮化，營養性酮化 |
| 餓了一整天 | 0.3 mmol/L良性血酮化，營養性酮化 |
| 使用生酮飲食 | 1～3 mmol/L良性血酮化，生酮飲食性酮化 |
| 長期飢餓 | 3～8 mmol/L非良性血酮化，病態性酮化 |
| 飢餓超過20天 | 10 mmol/L非良性血酮化，病態性酮化 |
| 失去控制的糖尿病 | >10 mmol/L，且動脈血pH<7.3為血液酮酸中毒 |

表1-1 | 血液中的酮體值

## （1-3）生酮帶來的危機

### 生酮飲食的隱憂

　　許多推廣生酮飲食的專家，大多著墨在告訴人們生酮飲食是多麼的美好，多麼的健康，或是可以改善疾病等諸多益處。但是，仔細想想看，大地之母所生、孕育出來，並供給地球上的動物生存所需的糧食，主要以五穀雜糧類為主，而人類何其幸運恰好屬於雜食性動物。

　　再者，中醫古籍《黃帝內經》提出了「五穀為養，五果為助，五畜為益，五菜為充，氣味合而服之，以補精益氣」的飲食原則就很清楚的告訴炎黃子孫們應該攝取各種各類豐富且多樣的食物，包括五穀雜糧、果實類、動物性蛋白質、各式蔬菜等才能有益於健康。

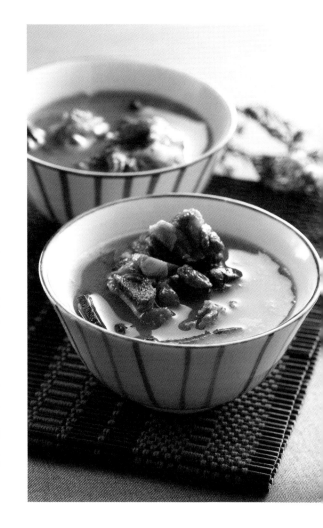

生酮飲食所引發的爭議

生酮飲食的歷史至今不過一個世紀，或許是執行方式不正確、專業度不足，加上某些體質先天不適合，種種因素導致立意良好的發明備受爭議。因此建議執行生酮飲食，應有專業人員的協助與指導，才不至於追求健康反造成身體負擔。

## 正確的生酮飲食計算方式

前面提到，執行生酮需要幾周到幾個月的時間，讓身體能量燃燒模式做轉換，而三大營養素（碳水化合物、蛋白質、脂肪）的攝取量必須隨時做調整：(圖1-7)

- **碳水化合物 5 ～ 15%**
  可粗略以每公斤體重攝取 0.5 公克來換算

- **蛋白質 10 ～ 15%**
  可粗略以每公斤體重攝取 1 公克，再減去 10%

- **脂肪 75 ～ 80%**

每日所需熱量及營養素

前述的三大營養素是以體重做為基準，若想要精準地算出自己每日所需的熱量和營養素，則需要經過精算。在以下的範例中，我們將所需的三大營養素百分比設定在中間值，也就是所需的碳水化合物為 5 ～ 15% 的中間值 10%，以此類推。

舉例來說，一位 35 歲女性，身高 165 公分，體重 60 公斤，無懷孕，無哺乳，中度活動者（每周有適量運動 3 ～ 5 天左右）（表 1-2）

每日所需攝取的熱量計算方式

其理想體重約為 59.5 公斤
（以 BMI=22 計算）

基礎代謝率（BMR）約為 1363.5 大卡
**計算方式**

根據公式，男性的 BMR=（13.7× 體重（公斤））+（5.0× 身高（公分））-（6.8× 年齡）+ 66，而女性的 BMR=（9.6× 體重（公斤））

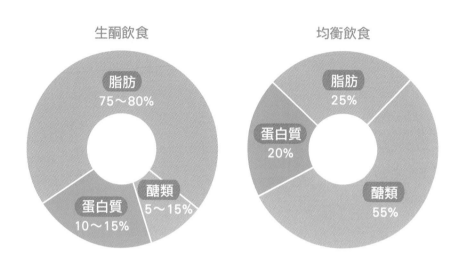

**圖1-7｜生酮飲食與均衡飲食的三大營養素比例**

+（1.8× 身高（公分））-（4.7× 年齡）+ 655（9.6×60）+（1.8×165）-（4.7×35）+ 655=1363.5

一日熱量消耗約為 2113 大卡

**計算方式**

根據表 1-2，中度活動者的每日總消耗熱量公式為 BMR×1.55

BMR×1.55=1363.5×1.55=2113

三大營養素計算方式

(1) 碳水化合物所需

2113×10%=211.3 大卡，一公克碳水化合物為四大卡，因此，211.3/4=52.825 公克

(2) 蛋白質所需 2113×12%=253.56 大卡，一公克蛋白質為四大卡，因此，253.56/4=63.39，63.39(1-10%)=57.051 公克

(3) 脂肪所需 2113×78%＝1648.14 大卡，每公斤脂肪為九大卡，故 1648.14/9＝183.13 公克

註　基礎代謝率簡稱為 BMR(Basel Metabolic Rate)，BMR 普遍常用來估計的方法是 Harris - Benedict equation，這方法發明在西元 1919 年，主要採用身高、體重、年齡跟性別為參考依據。

生酮飲食的重點在於達到理想的血酮值

如果一開始以這樣的數量發現仍無法進入酮體消耗狀態，就應當減少碳水化合物與蛋白質的攝取量，並增加脂肪的攝取，同時必須監控血酮值。每個人所需的碳水化合物與蛋白質的量都不盡相同，也沒有一條公式是通行無阻的，必須親自嘗試之後，才會知道每個人所需的三大營養素的攝取量，這是進行生酮飲食最辛苦的地方。

在生酮過程中，最常見的問題是，執行生酮飲食者沒有落實血酮值的

| 活動量 | 每週活動量描述 | TDEE計算方式 |
|---|---|---|
| 極少 | 辦公室的工作，沒什麼運動 | BMR*1.2 |
| 輕量活動 | 低強度運動3～5天 | BMR*1.375 |
| 中度活動量 | 中等強度運動3～5天 | BMR*1.55 |
| 高度活動量 | 高強度運動6～7天 | BMR*1.725 |
| 非常高度活動量 | 勞力密集的工作或每天訓練，甚至一天訓練達二次以上 | BMR*1.9 |

表1-2 | 每日總消耗熱量

監控，或是以為生酮飲食是只吃高蛋白食物，完全不攝取碳水化合物，油脂也吃得不足，而導致原本健康的人，盲目地跟隨流行一段時間後，才發現血中膽固醇、三酸甘油脂及尿酸都明顯飆高，更甚者，發炎指數也跟著增加。

更糟的是，會執行生酮飲食者大多都是希望體重能夠降低，這意謂著，肥胖者執行的比例高出一般正常體重者，而肥胖者往往原本就有三高的問題或是血管慢性發炎的問題，一旦沒有正確的執行血酮偵測而盲目的跟著吃所謂非正規的生酮，其下場往往是心血管疾病或痛風的機率，比沒有執行這類飲食前還要更增加其風險。

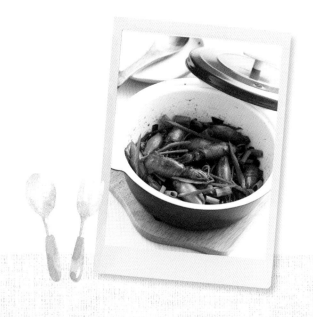

# 1-4 正確的生酮與低升糖飲食觀念

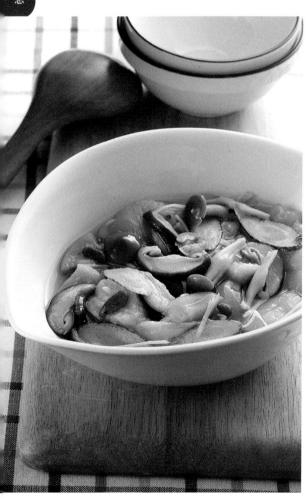

相信許多人在書籍、電視、網路等媒體都會看到執行生酮飲食者身體造成的改變，最常見的例子就是，往往幾個月不見的朋友突然之間發現他（她）體重減輕了不少，身材婀娜有致，整個人都變得更年輕、更有自信，這是最令人想嘗試生酮飲食的動力來源。

以筆者多年從事中醫減重門診的經驗，在這裡想與讀者們分享的是觀念問題。

### 執行生酮的正確觀念

均衡的擇食、身體平衡的調整，包括正常的作息以及適度的運動等，才是體重控制的王道，減輕體重並不難，困難的地方是在於來日方長的體重維持，而維持體重最重

要的方式還是在於能否長久執行健康生活作息，包括這套飲食方式是否能夠長久執行？

減重不是一日捕魚，三日曬網的行為，要知道，羅馬也絕非一日造成的，會有現今的體重絕對不是一朝一夕就會變成這樣的，因此，瘦下來後，需要注意的是，能否維持至少半年？

我們的身體是最聰明與精密的生物體，身體脂肪細胞是有記憶性的，也就是說，如果曾經放縱自己胖到七、八十公斤的體重，就算現在減到五、六十公斤的標準體重，基於脂肪細胞會記憶，日後一不小心還是有機會再回到七、八十公斤的狀態，因此，持續力就變得非常重要。

## 進行生酮飲食前，應該要知道的事

既然想要嘗試生酮，在正式執行前，最重要的是要有正確的觀念。以下列舉幾項在持續生酮飲食時的觀念和注意事項：

(1) 先知道目前的血液指標，三酸甘油脂、膽固醇、尿酸、血糖等數值。

(2) 罹患糖尿病、多囊性卵巢、高三酸甘油脂血症、新陳代謝症候群或是平日嗜食大量碳水化合物與甜食的人，更應監控血酮值與血糖值，並將碳水化合物的攝取量降低。因為，血酮偏高達到 20mmol 時，糖尿病患者容易陷入酮酸中毒的狀態，通常也較會發生在第一型糖尿病與第二型糖尿病中屬於胰島素依賴型的患者身上。

(3) 執行生酮飲食需要補充硫辛酸、Q10、左旋肉鹼、維生素 C、維生素 D、鈉、鉀、鎂等微量營養素，並補充足夠的水，避免產生便祕、頭痛、肌肉痙攣等症狀。

(4) 盡量避免飲酒，但如果「入酮」狀態不錯，少量的酒精類是可

以適量飲用的。

(5) 素食者，其飲食較不容易讓身體進入生酮狀態，但或許可以攝取堅果類以及大量健康脂肪幫助身體產生酮體。

站在健康均衡飲食的角度，筆者以醫師專業角度建議，如果有三高、體重過重、罹患糖尿病者，或希望讓身體更健康的成人，日常飲食與其說要執行嚴格的「生酮飲食」，倒不如考慮「減醣低碳飲食」的方式較為容易執行，也可以採用「低升糖飲食」或是「原始人飲食」原則，執行上也會較簡便。「減醣低碳飲食」就是減少碳水化合物的攝取量，一日攝取量在 20 ～ 60 克之間，不超過總熱量的 20%，而這種低碳水化合物飲食也讓大量的蔬菜取代澱粉類，避免攝取身體吸收最快的醣類，如精緻澱粉、白米、麵包、饅頭、白麵條等。

## 什麼是「低升糖飲食」

既然說到低升糖飲食比生酮飲食更為簡便，那麼，什麼是升糖？什麼又是低升糖呢？

### 升糖指數的定義

升糖指數（GI 值）是以食用純葡萄糖水 (pure glucose) 100 公克後，2 小時內的血糖增加值為基準（GI 值 =100），其他食物則以食用後 2 小時內血糖增加值與食用純葡萄糖的血糖增加值作比較得到的數據，即稱為升糖指數。

### 低升糖飲食

低 GI 飲食方式的大原則其實就是選擇會造成胰島素波動幅度較小的食物，包含低糖分的食物。( 圖 1-8)

人體攝取食物，經過消化吸收，小分子食物與糖分較高的食物都會造成胰島素、腎上腺素、皮質醇以及生長激素分泌快速增加，也就是這類的食物吃下去後，血糖會很快

的升高，血糖升高迫使胰島素大量分泌，以協助穩定偏高的血糖，胰島素的功用除了可以降血糖外，大量的胰島素推動葡萄糖向肌肉、肝臟和脂肪細胞內轉移，某個部分被直接利用，剩下的就以肝糖或脂肪的形式儲存起來備用。

一般而言，食物愈接近原食材，愈粗糙的食物，升糖指數較低，一整顆的蘋果其升糖指數就會比蘋果汁低；糙米的升糖指數也比白米低；白米乾飯的升糖指數比白稀粥的升糖指數低；蛋白質與油脂的升糖指數會比蔬果類及碳水化合物低等，以此類推，大方向掌握住就很容易知道該如何選擇正確的食物了。

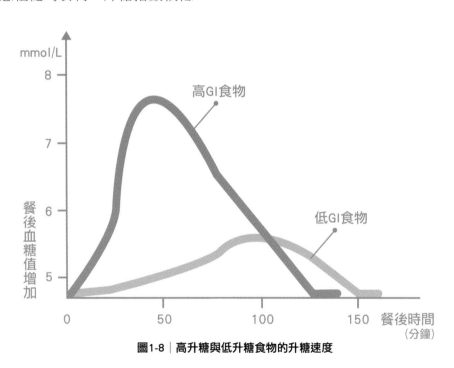

**圖1-8｜高升糖與低升糖食物的升糖速度**

升糖指數的範圍

既然知道什麼是升糖指數，那麼，多少數值才符合低升糖的標準呢？我們整理了以下表格，讓讀者可以更清楚地分辨食物的升糖指數範圍。( 表 1-3)

在本書的 PART 3 食譜，會將各料理附上簡易的升糖指數星級，星級愈高的，則表示升糖指數愈高，在食用上盡量少量或偶爾攝取即可。

( 表 1-4)

| 分類 | GI值 | 種類 |
|------|------|------|
| 低升糖指數 | 55或以下 | 大部分的水果和蔬菜（除了馬鈴薯和西瓜），粒狀麵包，糙米，魚，雞蛋 |
| 中升糖指數 | 56-69 | 全麥製品，印度香米，紅薯，食用糖，白米飯 |
| 高升糖指數 | 70或以上 | 脆片，烤馬鈴薯，白麵包，葡萄糖(100) |

表1-3 ｜ 高升糖與低升糖食物的升糖速度

| 星級 | 升糖指數範圍 |
|------|------------|
| ★ | 30以下 |
| ★★ | 30～55 |
| ★★★ | 56～69 |
| ★★★★ | 70～80 |
| ★★★★★ | 80以上 |

表1-4 ｜ 食物的升糖指數與範圍

## 何謂「原始人飲食」

原名稱為 Paleolithic diet，簡稱為 Paleo diet。這套飲食的初衷認為人類的壽命原本應該可以達到一百多歲，在中國的夏朝歷史上，就記載了彭祖高壽達 880 歲，換算成現在的西曆時間約為 120 ～ 130 歲的高壽，所以，遠古人類長壽的秘訣讓許多營養學家開始思考。在 1975 年由沃伊特林營養師（Walter Voegtlin）提出這套飲食觀念，之後由寇狄恩醫師（Loren Cordain）大力推廣的一種飲食法。

原始人飲食法強調農業社會帶來很多問題，而我們的身體還沒辦法適應大量農業社會所帶來的飲食變革。因此，使用這個名稱的意思就是告訴人們飲食應當吃得像原始人一樣，不吃加工與過於精緻的食品，而選擇食物的原食材，只吃蔬菜、水果、全穀類、瘦肉、非基改食物等。原始人飲食法提出並認為現代許多的文明病像是心臟病、糖尿病、肥胖症、痛風、皮膚過敏、癌症等，與所攝取的飲食有相當的關聯性。

綜上所述，總合「低升糖指數飲食法」與「原始人飲食法」，其實對於健康上的概念是很接近的，「吃食物的原形，不吃加工與精緻食物」，這類的食物往往也是屬於低升糖指數的食物。（當然，中間還是有些細微的差異。）

站在醫學與營養學的觀點上，筆者認為沒有一套絕對標準去適應每個個體，因為身處不同的地理環境、氣候與飲食文化不同都會有適合當地人的飲食方式，就像居住北方的愛斯基摩人時常需要吃海豹肉，但如果讓身處亞熱帶的人天天吃海豹肉，這也是不合適的。

另外，吃當令的食材最健康，不同的季節必然會有當令所生產的植

物，當季食物不需經過保存處理就可以食用，也是最直接的飲食方式；攝取所居住環境的食物都會比選擇舶來品更適合當地的人，其實也未必非得花大錢買昂貴的進口食材，但偶一為之亦無不可啊！畢竟，吃東西除了要講究健康與美味，更重要的是，吃了這樣的食物還要有好心情，大腦、心理開心，身體才會健康。

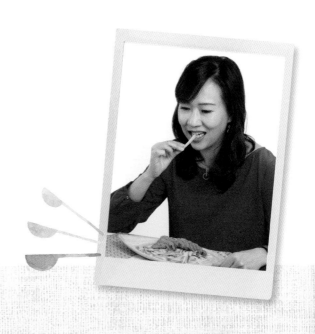

## 嚴格的原始人飲食重點

### 不吃的種類

不吃任何基因改造的穀類。

不吃來自種子、堅果、蔬菜、植物製成的油，如橄欖油、堅果油、椰子油等。

不吃任何豆類，如花生、鷹嘴豆等。

不吃任何加工或濃縮的調味品，如糖、市售大部分果汁（大多使用濃縮還原）。

### 可以吃的種類

吃任何奶類製品，如起司等，但不過量。

吃茄科植物，如番茄、茄子、馬鈴薯等，但不過量。

吃蛋，但不過量。

吃堅果、種子，但不過量。

### 可大量吃的種類

大量吃原食。

大量吃肉、動物內臟、動物脂肪。

大量吃水果、根莖類、種子等，任何自然生長的原形食物。

吃大部分菜、吃水果。

# 六大中醫體質，
# 這樣吃生酮才健康

　　許多人對於生酮飲食的認知大多還是偏重在體重管理上，筆者基於多年臨床經驗，減重這件事情，每種體質適用的方式都不盡相同。有的人體質偏寒，飲食就應偏重高蛋白與高油脂；但若為痰濕體質，飲食就應以粗茶淡飯為原則；若為陰虛化火型，飲食則應多攝取高油脂與大量生鮮蔬果類的食物為主。而生酮飲食的原則為超高油脂、部分蛋白質與蔬果類 (4:1) 的飲食模式，對於不同體質的人還得調整比例才行。

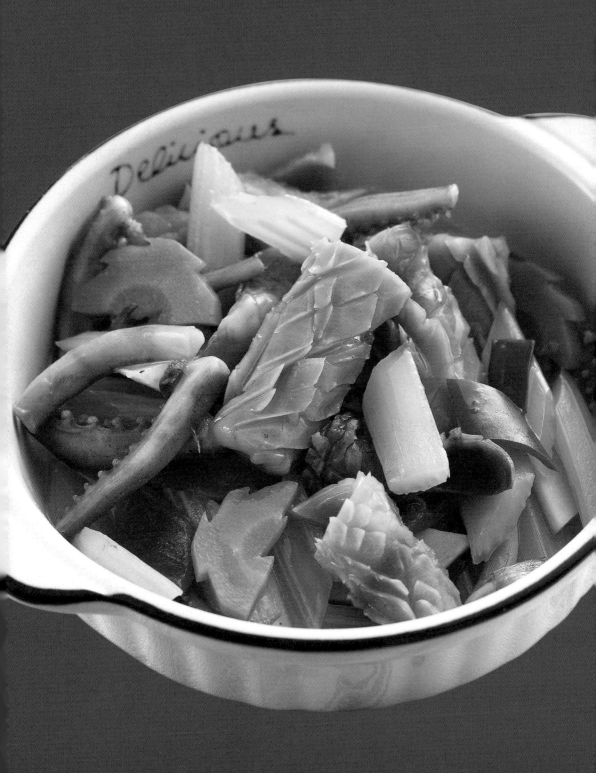

## 中醫體質
## 與生酮、低醣的關係

　　中醫用藥強調體質辯證，飲食模式的不同也會造就不同的後天體質，若想改善現有的體質，飲食模式就應該相對應地做調整。《黃帝內經・素問・陰陽應象大論》提到：「…水穀之寒熱，感則害於六腑…。」意即，過食生冷瓜果則會損傷脾胃；後世醫家王安道補充說明：「水穀之寒熱感，豈有不傷五臟乎？」因此飲食寒熱應做到「食飲者，熱無灼灼，寒無滄滄。」寒溫適宜，不可為過。此外，《黃帝

內經・素問・熱論》提到「熱病已愈，時有所遺者……食肉則復，多食則遺，此其禁也。」意思是說，發燒等熱病過後，脾胃虛弱，大魚大肉容易消化不良，進食過多而超過腸胃負擔，反會導致病邪遺留，遷延不癒，甚者復發。在疾病的恢復期或慢性病者或疾病初癒、正氣尚虛時，應該以容易消化吸收的食物為宜，不可過飽，適其寒溫，有助於體力的恢復，加速疾病痊癒。

　　因此，除了體質辯證外，也應視

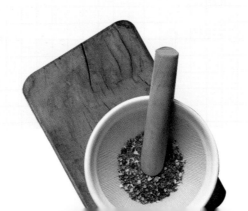

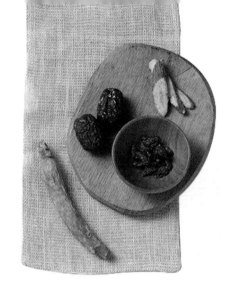

其當時的症狀予以調整飲食結構，大病初癒應增加營養攝取，但要好消化、清淡的食物為主；若為虛寒性體質，容易手腳冰冷者，則應多攝取溫熱食物為主；若時常口破、便祕者，則建議以寒涼類蔬果為主。

中藥講究所謂四氣五味，也就是指藥物的寒熱溫涼，食物也可約略如此劃分。一般而言，蔬果類多屬寒涼類，動物性蛋白質多為溫熱類，油脂類則熱量偏高可以歸類為溫性食材，五穀根莖類則為平性食物。若是依然無法區分自己的體質，可以請教您的醫師，並告訴醫師日常飲食模式，請專家為自己做出適合的建議與規劃比較妥當。

### 選出適合你的體質，吃出享瘦又養生的健康體質

以下列出六種中醫裡較常見的體質，請大家針對符合的症狀勾選，就可以知道自己是偏向哪些體質，並配合 PART 3 的食譜，挑選適合自己的菜色來做搭配。此外，需要特別說明的是，多數人的體質並非單一，而是混合了多種體質，也就是說，你可能同時具有氣虛和痰濕體質。因此，只要你符合該種體質的選項，就是該種體質的人，在食療上，兩種體質的食物都適合自己。

# Type 1
## 氣虛型

① 經常覺得自己精神不好、沒有力氣。 ⬜

② 深呼吸時，無論吸氣或吐氣都覺得自己的氣很短。 ⬜

③ 說話的聲音小又微弱。 ⬜

④ 不喜歡說話。 ⬜

⑤ 常覺得吃不下東西，也沒有食欲。 ⬜

⑥ 臉色時常看起來蒼白、沒有血色。 ⬜

⑦ 容易覺得頭暈目眩。 ⬜

⑧ 常覺得心悸，或是沒有運動就莫名其妙的流汗。 ⬜

⑨ 舌頭的顏色較淡。 ⬜

⑩ 脈搏較他人虛弱且無力。 ⬜

勾選看看，有哪些症狀符合自己的狀況？
若得分達到 6 分以上，則表示你是該種體質的人。

## 45 歲，麥先生

任職電子業中階主管，平日工作繁忙，每個月都在世界各國開會，處理公事，時常一出國就大半個月才回到家，搭飛機的時間也無法好好休息，還得在飛機上處理各種文件。近半年，時常感到耳鳴、頭暈、工作也無法專心思考，還會覺得自己整天都在暈機，怎麼睡覺也睡不飽的感覺，吃東西變得口淡無味，食欲普通，面對美食變得沒有感覺，只要不會餓就好，晚上睡覺時，常感覺心跳很快，半夜偶爾會冒汗醒來，醒了之後是可以繼續睡，但是白天工作時依舊感覺好累，也不太想說太多話。

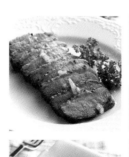
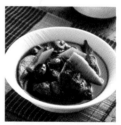
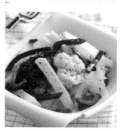
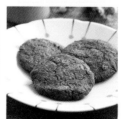

## 解決方案

氣虛類型者最常見的表現為**疲倦無力**，也就是身體電量不足，電量不足的原因可能有休息不足、營養不足或是吸收不良，這時候攝取較高營養價值的食物，如高蛋白食物、高油脂食物，並改善腸胃吸收功能才有辦法恢復體力。

# Type 2
## 血虛型

① 臉色白，看起來沒有血色，或是偏不正常的黃。⬜

② 嘴唇的顏色偏淡。⬜

③ 常覺得頭暈目眩。⬜

④ 常無故覺得心悸。⬜

⑤ 晚上經常睡不著、失眠。⬜

⑥ 手腳常無緣無故感到發麻。⬜

⑦ 女性的月經量很少（約半天才需要換一次衛生棉）。⬜

⑧ 女性的經期常延後好幾個月，甚至不來。⬜

⑨ 舌頭的顏色較淡。⬜

⑩ 脈搏較沉且跳動感覺沒有力氣。⬜

勾選看看，有哪些症狀符合自己的狀況？
若得分達到 6 分以上，則表示你是該種體質的人。

## 38 歲，葛小姐

任職於電子設備器材產業中階主管，因語文能力好以至於時常被公司外派出差，回到台灣沒一周就又得出國工作，這兩、三年發現月經狀況異常，要不是半年月經都不來，不然就是一來十天半個月都不停止，導致整個人體重不斷往上升，遇到月經來臨時整個人臉色慘白，頭痛頭暈，晚上也睡不安穩，時常處於淺眠狀態，白天工作時，常有氣無力。因為擔心體重一直增加，在飲食方面就愈吃愈清淡，只要有油脂的食材都不敢攝取，但也沒有因此減緩症狀。

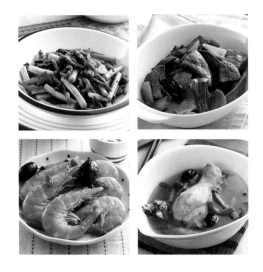

## 解決方案

血虛較常見於女性朋友與素食者，這類型往往發生在**優質蛋白質攝取不足**，如含鐵質較豐富的紅肉 ( 牛、羊、豬肉 ) 攝取量不足導致貧血的問題，這類型的人時常也會出現睡眠品質不佳，排便不順暢、心悸等現象。另外，素食的朋友在優質蛋白質飲食來源缺乏下，應加強偏重攝取含鐵量與葉酸較為豐富的綠色蔬菜與豆類蛋白質或是額外補充高蛋白粉等營養補充品。

# Type 3
## 陽虛型

① 時常會覺得冷，且四肢也比較冰冷。 ☐

② 臉色看起來偏白。 ☐

③ 常覺得倦怠且容易沒有力氣。 ☐

④ 平常不愛說話，較文靜。 ☐

⑤ 白天時，就算沒有運動，靜靜坐著，也會無故冒汗。 ☐

⑥ 不愛喝水。 ☐

⑦ 小便清澈且尿量多。 ☐

⑧ 大便看起來很稀，且大多不成型。 ☐

⑨ 舌頭看起來顏色偏淡且白。 ☐

⑩ 脈搏感覺較虛或是比較沉且弱。 ☐

勾選看看，有哪些症狀符合自己的狀況？
若得分達到 6 分以上，則表示你是該種體質的人。

## 12 歲，雷小弟

長得白白淨淨，四肢瘦小，平日的課業稍微繁重，但也還能應付，但一遇到天氣變化就打噴嚏、流鼻水，且特別的怕冷。吃到瓜果類或生菜等食物，就容易腹瀉，排泄物時常出現消化未完全的食物殘渣，吸收功能偏弱。上完體育課後時常感到特別疲倦，容易打哈欠，整天懶懶的，不像其他小孩活動力旺盛的樣子。

## 解決方案

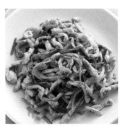
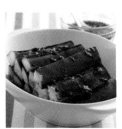
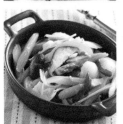
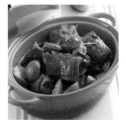

陽虛與氣虛型有許多部分很相似，但陽虛最主要的表現是**怕冷**。怕冷者大多體脂肪不足，也就是體內的能量庫存不足，這時，飲食的攝取就應拉高油脂的比例，並且烹調上盡量避免生食蔬果類，蔬果類大多偏於寒性，雖然生鮮蔬果富含多種營養素與酵素，但對於陽虛類型的人而言還是應當減少攝取量。

# Type 4
## 陰虛化火型

① 體重偏輕，外型看起來很瘦。 ⃞

② 時常會覺得嘴巴裡乾燥，喉嚨也乾乾的。 ⃞

③ 容易感到暈眩、失眠。 ⃞

④ 晚上睡覺時容易莫名其妙覺得熱，且會流汗。 ⃞

⑤ 手腳心容易覺得燥熱且有發燙的感覺。 ⃞

⑥ 下午時，兩邊的顴骨部位時常泛紅。 ⃞

⑦ 尿量少且顏色偏黃。 ⃞

⑧ 大便偏乾且不容易解出。 ⃞

⑨ 舌頭顏色偏紅且舌苔很少。 ⃞

⑩ 血管偏細，且脈搏較快。 ⃞

勾選看看，有哪些症狀符合自己的狀況？
若得分達到 6 分以上，則表示你是該種體質的人。

## 44 歲，柔小姐

　　職業婦女，近三個月來，月經不規律，並且近一個月發生多汗現象，涼爽的天氣依然感到非常躁熱，往往突然之間臉上狂冒汗，同事穿外套，柔小姐卻得穿短袖才會舒服。此外，她的便祕狀況嚴重，大便乾結，肚子很脹了卻還解不出大便，飲水量很多卻還感覺很乾燥。她晚上的睡眠品質也不好，時常不容易入睡或是半夜會突然熱醒，並且自覺腹部脂肪與背部脂肪有逐漸增加的趨勢，吃也沒有吃得特別多。

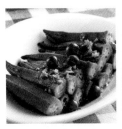
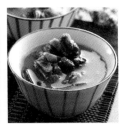
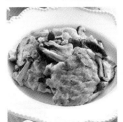
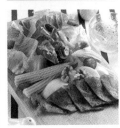

## 解決方案

　　這類型的症狀會出現**燥熱**的現象，較常出現在時常熬夜晚睡者，以及面臨更年期的婦女、有焦慮狀況的人會特別明顯。飲食上，建議較偏重蔬菜與水果類，因為蔬果性較為偏寒，適量的以寒性食物清除虛熱狀態會比只吃高油脂、高蛋白感受較為舒爽。因此，陰虛化火的人建議使用低升糖指數飲食或原始人飲食法較適當。

# Type 5
## 血虛風燥型

① 臉色看起來蒼白或偏黃。 ………………………………………………………… □

② 時常會覺得頭暈目眩。 ……………………………………………………………… □

③ 時常覺得心悸，且有失眠的現象。 ……………………………………………… □

④ 容易感到口內和喉嚨乾燥，且聲音嘶啞。 …………………………………… □

⑤ 皮膚較乾澀，摸起來感覺粗糙。 ………………………………………………… □

⑥ 毛髮看起來乾燥、枯黃，沒有光澤。 ………………………………………… □

⑦ 皮膚容易感覺搔癢。 ………………………………………………………………… □

⑧ 尿量少，且容易便祕。 ……………………………………………………………… □

⑨ 時常會乾咳，但很少有痰。若有痰的話，痰中會帶有血絲。 …………… □

⑩ 容易覺得手腳會無故顫動，且感覺麻木。 …………………………………… □

勾選看看，有哪些症狀符合自己的狀況？
若得分達到 6 分以上，則表示你是該種體質的人。

## 78 歲，楊先生

因為年紀較大，患有心血管疾病，因此平日很注重飲食烹調方式，清淡，少鹽、少油、少糖是其飲食原則，又腸道蠕動緩慢也有便祕的問題，需每日服用氧化鎂等軟便劑 3 顆才會感覺解便順暢。進入秋冬季節，最令其困擾的就是皮膚乾燥且發癢，不論塗抹再多的保養品，到了夜晚還是癢得難以好好睡覺，擦西藥止癢卻愈擦愈沒效果，氣候、濕度愈低，乾癢的程度就愈嚴重。

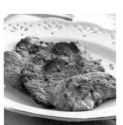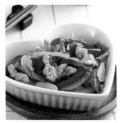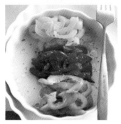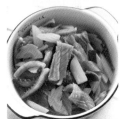

### 解決方案

「燥」顧名思義是會出現**缺水缺油**的表現，因此，長期攝取「少油脂」的飲食會使皮膚乾燥，皮膚潤澤最重要的物質就是內生的油脂，從飲食中多補充油脂含量豐富的食物或是直接攝取較高的油脂比例與含水量豐富的瓜果類，也可改善皮膚乾燥與大便乾燥不易排出的症狀。

# Type 6
## 痰濕型

① 時常咳嗽，且容易有很多痰。 ⬜

② 痰的顏色偏白且比較稀，或是口內時常有口水。 ⬜

③ 常常覺得胸口悶脹、呼吸不順暢。 ⬜

④ 有時候覺得痰多且容易感到喘。 ⬜

⑤ 覺得身體很沉重。 ⬜

⑥ 臉色看起來委靡沒有精神且顏色偏黃，或是看起來浮腫。 ⬜

⑦ 舌頭的顏色淡且較胖。 ⬜

⑧ 舌苔摸起來感覺有些滑膩。 ⬜

⑨ 容易覺得想吐，且消化不良。 ⬜

⑩ 脈搏感覺起來較滑且緩慢。 ⬜

勾選看看，有哪些症狀符合自己的狀況？
若得分達到 6 分以上，則表示你是該種體質的人。

## 41歲，安先生

　　為第二型糖尿病患者，腹部脂肪囤積，體重控制一直不好，以至於血糖往往不穩定，又有過敏體質，時常感覺有痰從支氣管冒出來，胸悶緊繃的感覺，但因為無法控制口腹之欲，喜歡吃甜食，也時常趁家人不在時偷喝含糖飲料與油炸類食物，不喜歡吃蔬果類食物，也沒有運動習慣。往往一坐就大半天，以至於解便狀況不正常，近期發現糖化血色素不降反升，下肢的皮膚色素沉澱，血液循環不佳的狀況。

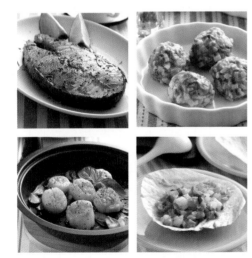

## 解決方案

　　這類型大多數原因是因為**呼吸道與腸胃**排空的功能出問題，導致於病理性的代謝產物無法順利排除，以及平日飲食過於滋膩，導致生「痰」這類的病理產物。因此，減少含糖量過多的食物並且多攝取高纖蔬菜以幫助腸道蠕動功能，以及多運動、多流汗，幫助代謝掉過多的酸性產物，這類型的證型較不建議執行生酮飲食，反而應該選擇低升糖指數或是原始人飲食法。

# 50 道超 easy 的
# 中西食譜

開始進行自己的生酮低醣減碳飲食前，首先要給大家一個觀念，在中醫裡，每樣食材都有其性味，而每種體質也有適合進食的性味，雖說如此，但天然食材皆是大自然給我們的恩賜，在飲食上，筆者還是建議應該抱持著「過與不及，皆有所失」的態度，盡量均衡飲食，才不會減了數字卻失了健康。

在每道菜色中，皆有附上升糖指數及適合的體質，給讀者在規劃屬於自己的菜色時，可以有更全面的了解。此外，食譜中的材料皆為 1 ～ 2 人份，讀者可以自行斟酌調整份量。

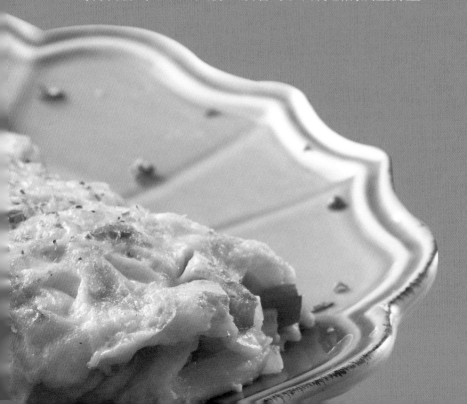

| 蔬果類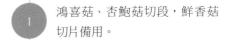

# 三菇烘蛋

材料
枸杞 3 克
蛋 4 顆
鴻喜菇 10 克
鮮香菇 10 克
杏鮑菇 10 克
初榨橄欖油適量

調味料
鹽少許
胡椒粉少許

作法

**1** 鴻喜菇、杏鮑菇切段，鮮香菇切片備用。

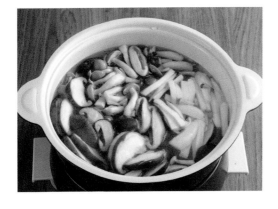

**2** 燒一鍋熱水，將以上材料倒入川燙 30 秒，撈起瀝乾備用。

**3** 將蛋打在大碗或鍋裡，加入調味料及步驟 2 的材料。

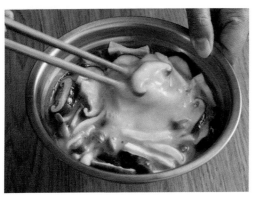

**4** 熱鍋後，加入初榨橄欖油，將蛋煎至金黃色即可起鍋。

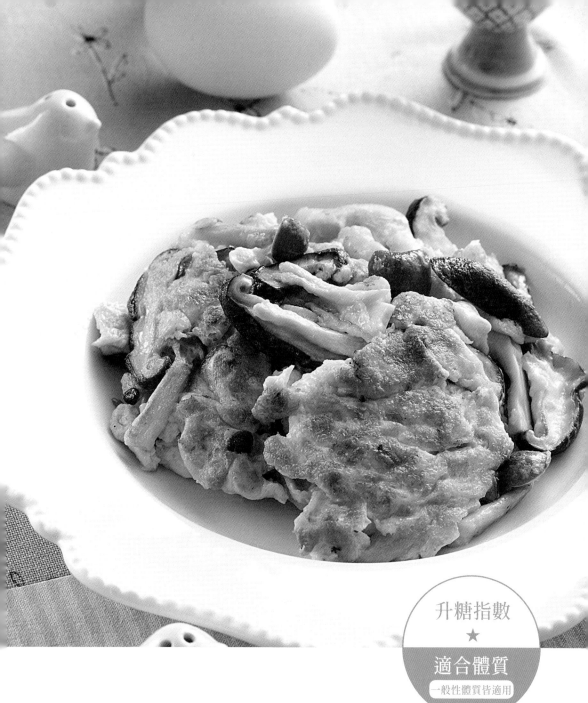

### 高纖高蛋白質的菇類食材

菇類含豐富的蛋白質、膳食纖維與多醣體，屬於低升糖指數的
食材，做料理耐久煮，也具有延長飽足感的作用，新鮮菇類的
多醣體又具有調節免疫的功效。需要注意的是，如果有皮膚病
且正處於發炎期，建議暫時減少食用量。

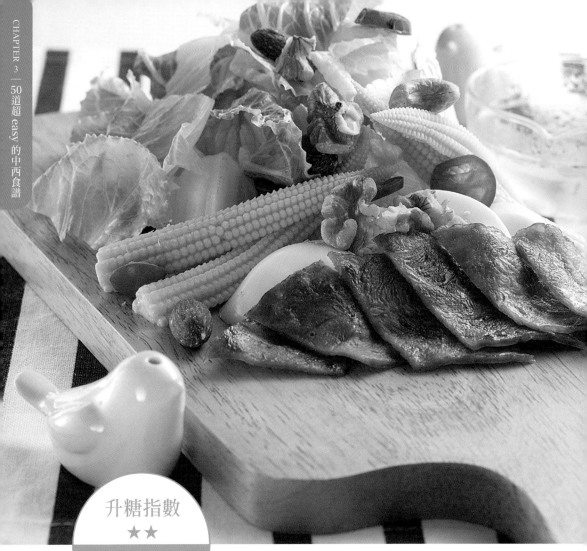

升糖指數
★★

適合體質
一般性體質皆適用

| 蔬果類

# 培根田園
# 堅果沙拉

材料

蘿蔓葉 80 克

聖女蕃茄 20 克

雞蛋 2 顆

玉米筍 10 克

培根 20 克

綜合堅果 10 克

油醋沙拉調味料

初榨橄欖油 1/2 小匙

白醋 1/2 小匙

大蒜碎 1/2 小匙

紅糖 1 大匙

檸檬汁少許

黑胡椒少許

鹽少許

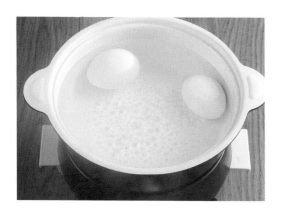

作法

**1** 湯鍋內放約 600cc 的水（以可蓋過雞蛋為主），水煮滾後，將雞蛋放入，悶煮 7 分鐘後撈出，並泡入冰水放涼後剝殼。

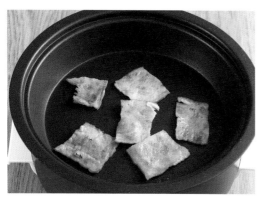

**2** 將蘿蔓葉、蕃茄、水煮蛋、培根切片。

**3** 培根放入平底鍋煎熱後，將所有食材盛盤。

**4** 將油醋沙拉醬的所有材料混合拌勻後，淋在沙拉上，並加入綜合堅果。

### 為什麼培根適合運用在生酮飲食？

生酮飲食多以攝取大量的好油為主要熱量來源，藉由生菜沙拉搭配的初榨冷壓橄欖油為不飽和油脂攝取的基底，再加上新鮮培根的飽和脂肪，如此，飽和與不飽和脂肪都可以同時攝取到，也做為啟動生酮的開始。

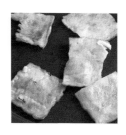

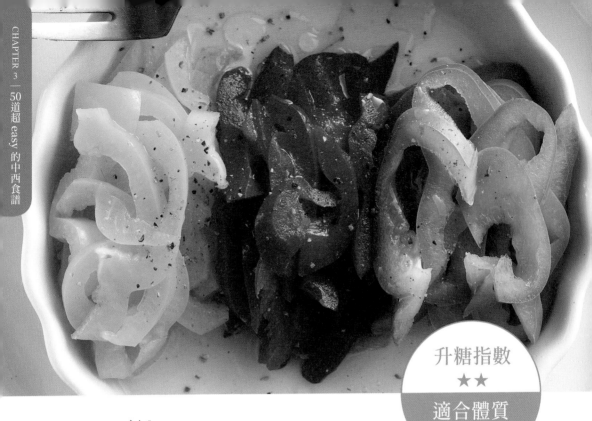

升糖指數
★★

適合體質
一般性體質皆適用

**| 蔬果類**

# 甜椒沙拉

**材料**
紅甜椒 20 克
黃甜椒 20 克
青椒 20 克

**調味料**
初榨橄欖油 1 小匙
黑胡椒粒少許
鹽少許
糖 1/2 小匙
檸檬汁 1/2 小匙
義大利香料少許

**作法**
1 將三色甜椒切成長條狀。
2 起一鍋熱水將甜椒川燙後，泡冰水待涼。
3 三色甜椒瀝乾後，排盤備用。
4 調味料混合拌勻淋上即可。

### 三色甜椒的營養素

三色甜椒包含紅色、黃色、青色，是這道菜的主角，除了鮮豔的色澤讓人胃口大開，這三種顏色也共振中醫的臟腑「肝」、「心」、「脾」，藉由食物的色調調整臟腑的能量頻率，使用天然海鹽、義大利香料、新鮮檸檬汁與初榨冷壓橄欖油，清爽又無負擔！

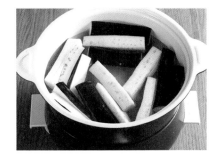

# 涼拌茄子

| 材料 | | 調味料 | |
|---|---|---|---|
| 茄子 60 克 | | 醬油膏 2 大匙 | |
| 蒜頭 10 克 | | 黑醋 1 小匙 | |
| 香菜 5 克 | | 糖 1/2 小匙 | |
| 辣椒適量 | | 香油少許 | |

作法
1 茄子洗淨後去蒂頭，切成長條狀。
2 將茄子川燙後撈起，泡冷水待涼，瀝乾後排盤。
3 蒜頭、香菜、辣椒剁碎，加入調味料拌勻。
4 將拌勻的醬汁淋在茄子上即可。

**讓茄子不容易變色，在烹飪前，你可以這樣做**

茄子含有豐富單寧的酚類化合物，遇到空氣後容易氧化變成黑色，因此常有賣相不佳的感覺，但只要在料理前，先以鹽水浸泡或在料理時加少許白醋，就可以防止茄子煮熟後變色的狀況發生囉！

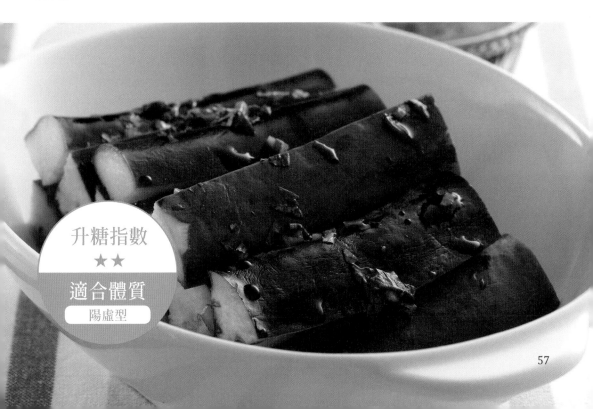

升糖指數
★★

適合體質
陽虛型

蔬果類

# 香菇芥菜膽

材料｜乾香菇 10 克
芥蘭菜 40 克

調味料｜香菇素蠔油 1 大匙
糖 1/2 小匙

胡椒粉少許

升糖指數
★ ★

適合體質
一般性體質皆適用

### 鈣質比一杯牛奶還多的芥蘭菜

芥蘭菜是一種稍帶有苦味的蔬菜，一般料理會以蠔油提味，減少其苦味的口感。芥蘭菜屬於十字花科的蔬菜，富含豐富的蘿蔔硫素，其雙硫鍵的結構是很好的抗氧化劑，也是現在抗癌保健品中很常使用的重要成分之一，其中含有的鈣質比牛奶還要豐盛。

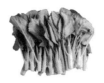

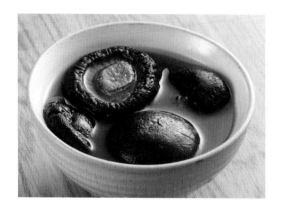

作法

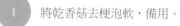

1　將乾香菇去梗泡軟，備用。

2　燒一鍋水，將芥蘭菜洗淨對切，並川燙後撈出，擺盤備用。

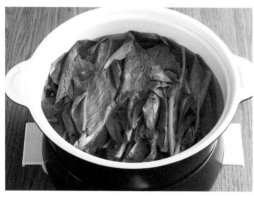

3　取一大匙油入鍋，將泡軟的香菇炒香，加入調味料拌炒，再加入 50cc 水煮熟。

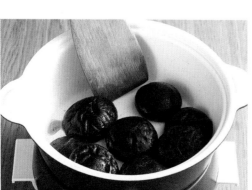

4　將燒好的香菇倒入盤內，即可。

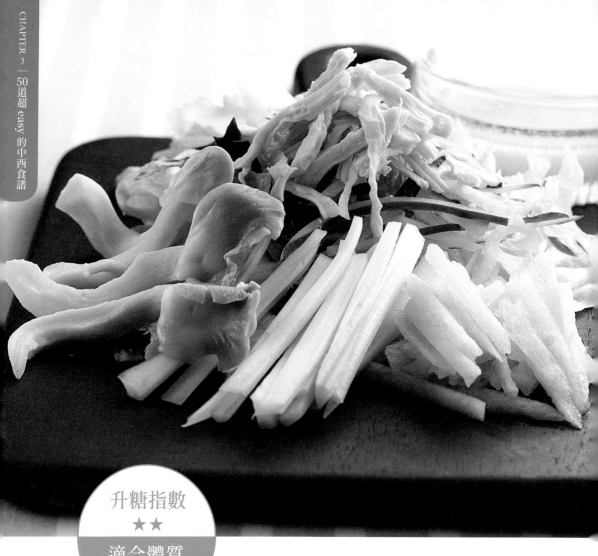

升糖指數
★★

適合體質
一般性體質皆適用

蔬果類

# 橙香
# 雞肉沙拉

材料
雞胸肉 100 克
紫高麗菜 20 克
秀珍菇 10 克
西芹 20 克
小黃瓜 20 克
水梨 10 克

沙拉調味料
原味優格 20 克
柳橙汁 10 克
蜂蜜 1 小匙
鹽少許

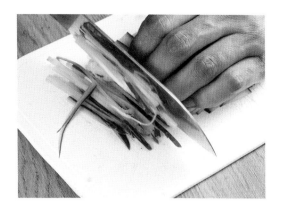

作法

**1** 將紫高麗、小黃瓜、水梨切絲，備用。

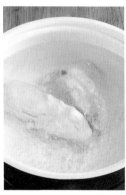 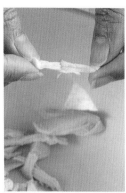

**2** 雞胸肉川燙至熟透，待涼後，手撕成雞肉絲。

**3** 秀珍菇川燙後切小片，泡冷水待涼後，撈起瀝乾備用。

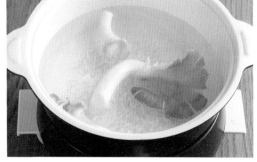

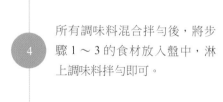

**4** 所有調味料混合拌勻後，將步驟 1 ～ 3 的食材放入盤中，淋上調味料拌勻即可。

**紫色高麗菜的營養價值是高麗菜的 4 倍**

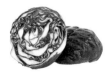

紫色高麗菜富含豐富的花青素以及含鐵量豐富，花青素是非常好的抗氧化劑，鐵質提供造血的原料。紫色高麗菜適合生食，其營養價值高於白色高麗菜，除了作為配菜外，平時也可以切成細絲做為涼拌菜色食用。

| 蔬果類

# 山藥食蔬

材料
山藥 40 克
綠花椰菜 20 克
白花椰菜 20 克
黃甜椒 10 克
紅甜椒 10 克

調味料
初榨橄欖油 1 小匙
檸檬汁 1/2 小匙
蜂蜜 1 小匙
百里香料少許

作法

1　山藥削皮切成條狀，紅、黃甜切細條狀。

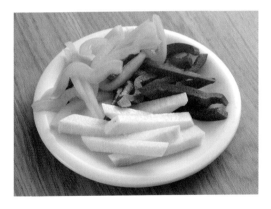

2　綠、白花椰菜切成一朵朵，去掉表面的老皮。

3　將步驟 1 ～ 2 的食材分別川燙後，泡冷水備用。

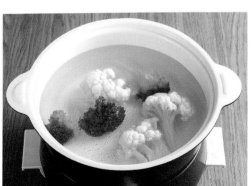

4　將食材瀝去水分後放入盤中，淋上調味料拌勻即可。

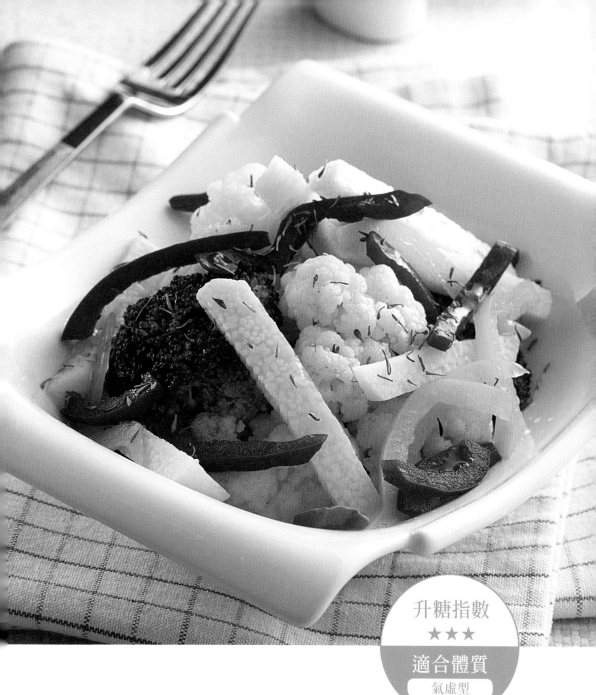

### 具有健脾胃、補腎陽效果的山藥

山藥的營養價值豐富,其富含的黏液可以保護腸胃道黏膜。中藥材使用的山藥是乾燥品,具有健脾胃、補腎陽的效果,在小兒治療第一方「六味地黃丸」的處方中,即有高比例的山藥,作為調脾補腎功效。

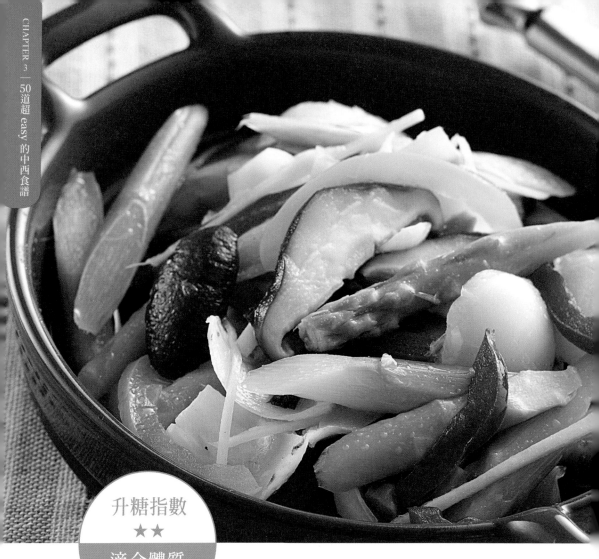

升糖指數
★★

適合體質
氣虛型／陰虛化火型

| 蔬果類

# 蘆筍百合

| 材料 | 綠蘆筍 60 克 | 調味料 | 鹽少許 |
| --- | --- | --- | --- |
| | 鮮香菇 10 克 | | |
| | 黃甜椒 10 克 | | |
| | 紅甜椒 10 克 | | |
| | 新鮮百合 10 克 | | |
| | 薑 5 克 | | |
| | 蔥 1 根 | | |

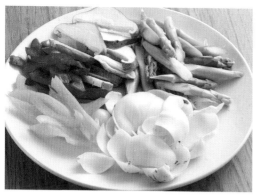

作法

**1** 蘆筍去皮切段，鮮香菇切片，黃甜椒、紅甜椒切絲，新鮮百合洗淨剝開切片，薑切絲，蔥切段，備用。

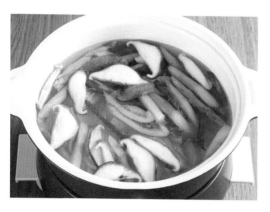

**2** 將蘆筍、鮮香菇、黃甜椒、紅甜椒、新鮮百合川燙，備用。

**3** 鍋內加入少許油，熱鍋爆香薑絲、蔥後倒入步驟2的食材，加入調味料拌炒均勻後盛盤。

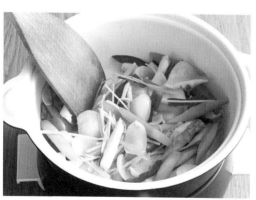

### 可潤肺止咳、清心安眠的百合

新鮮百合口感鮮脆，為球莖類食材，澱粉質及黏多醣含量豐富，有助於修復黏膜組織，又具潤燥止咳與清心安神的功效，既是食材也是藥材，百合除煩、安神的功效有助於睡不安穩、容易煩躁的體質，搭配黃紅甜椒與綠蘆筍及菇類，是一道好看又美味的佳餚。

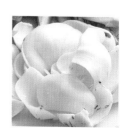

蔬果類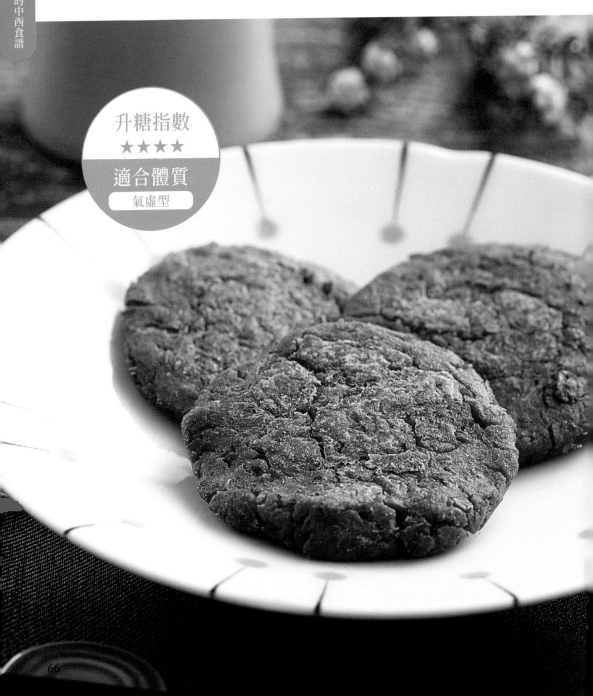

# 紫山藥煎餅

材料
紫山藥 100 克
糯米粉 50 克
無鹽奶油 10 克

調味料
香菇素蠔油 1 大匙
糖 1/2 小匙
胡椒粉少許

升糖指數
★★★★

適合體質
氣虛型

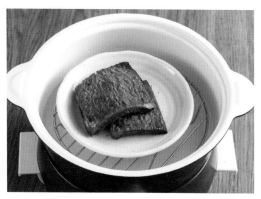

作法

**1** 紫山藥去皮切片,再放入蒸籠以大火蒸20分鐘。(若無蒸籠,可使用電鍋)

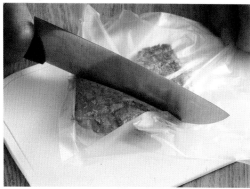

**2** 取出紫山藥後,倒出多餘水分,將蒸熟的紫山藥壓成泥。

**3** 倒入糯米粉拌勻揉成麵糰,搓成長條狀,分成三等分並搓圓後,壓扁成圓形。

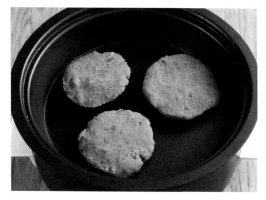

**4** 鍋內放入無鹽奶油,將揉好之山藥泥煎至兩面呈金黃色即可。

### 具有「紫人參」別稱的紫山藥

紫山藥與白山藥最大的不同在於紫山藥富含高量的花青素,兩種山藥皆富含黏多醣及澱粉質,可幫助腸胃消化吸收功能,也就是健運脾胃,而其中紫色山藥又有「紫人參」之稱,富含多量的類雌激素,因此能達到延年益壽的功效。

| 蔬果類

# 鮮菇絲瓜

| 材料 | 絲瓜 80 克 | 調味料 | 鹽少許 |
|---|---|---|---|
| | 薑絲 3 克 | | 米酒少許 |
| | 鮮蕃茄 10 克 | | 初榨橄欖油 1/2 大匙 |
| | 鴻喜菇 10 克 | | |
| | 枸杞 2 克 | | |
| | 黃耆 2 克 | | |
| | 熟地黃 2 克 | | |

作法

1　絲瓜去皮切塊,鮮香菇切片,鴻喜菇洗淨,川燙後備用。

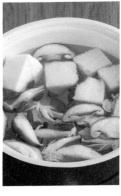
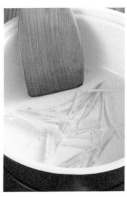

2　鍋內放入橄欖油、薑絲爆香。

3　依序放入材料及調味料,並加入 50cc 水。

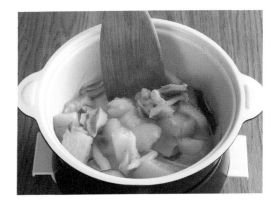

4　待水滾後,開小火煮 3 分鐘,即可盛盤。

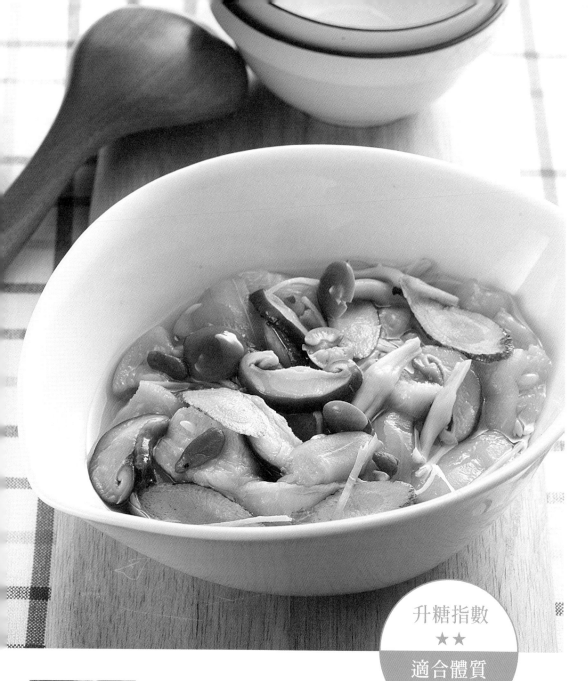

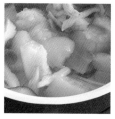

### 不同部位皆有藥性的絲瓜

絲瓜是一道清涼解暑的食材,從藤蔓上取得的絲瓜露具有消炎退熱,對於皮膚瘡癢有舒緩的效果,絲瓜絡則有通乳、通經絡的功效。惟其性偏涼,體質虛寒者在料理時應加入薑片或薑絲同煮,以減輕其寒性。

蔬果類

# 起司醬蔬菜棒

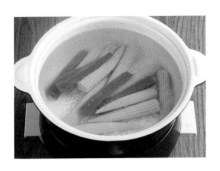

| 材料 | | 醬料 | |
|---|---|---|---|
| 紅蘿蔔 20 克 | | 原味優格 30cc | |
| 西洋芹 20 克 | | 酸奶油 1 大匙 | |
| 小黃瓜 20 克 | | 起司粉 1 大匙 | |
| 玉米筍 20 克 | | | |

作法

1 小黃瓜洗淨、西洋芹去老筋、紅蘿蔔去皮後，分別切成條狀。

2 玉米筍洗淨後，連同紅蘿蔔一起川燙，泡冰水瀝乾，備用。

3 將醬料放入容器拌勻，即可以食材沾醬料食用。

4 若不習慣生食，可將步驟 1 的食材川燙。

### 時常被忽略的沙拉醬熱量

市售的美乃滋、沙拉醬多是使用大量的油脂與蛋組成，熱量一般偏高，此道料理使用原味優格、少許酸奶與起司粉調製，以蛋白質為主要熱量來源。在食用上，較無傳統美乃滋的熱量負擔，也可取代其口感。

升糖指數
★★★

適合體質
一般性體質皆適用

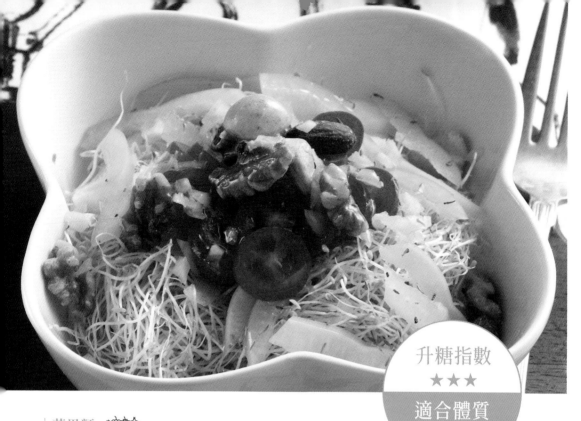

升糖指數
★ ★ ★
適合體質
一般性體質皆適用

| 蔬果類 🍅🧅🧄

# 綜合堅果鮮蔬

| 材料 | 苜蓿芽 50 克 | 調味料 | 蘋果醋 2 小匙 |
|---|---|---|---|
| | 黃甜椒 5 克 | | 檸檬汁 1/2 小匙 |
| | 蒜頭 5 克 | | 初榨橄欖油 1 小匙 |
| | 聖女小蕃茄 10 克 | | 百里香料少許 |
| | 無調味綜合堅果 10 克 | | |

**作法**

1. 蒜頭剁碎，小蕃茄去蒂後切片，備用。
2. 黃甜椒切絲，備用。
3. 苜蓿芽洗淨擺盤，加入小蕃茄片、黃椒絲、無調味綜合堅果。
4. 將調味料拌勻加入蒜碎，淋上食材即可。

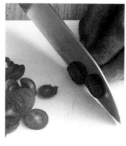
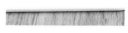
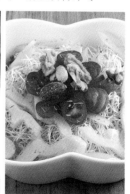

**苜宿芽吃多了會引起紅斑性狼瘡？**

芽菜類食物富含豐富的氨基酸，但在動物實驗上，發現大量食用苜蓿芽會引起紅斑性狼瘡的自體免疫性疾病，對於人類則未必有如此嚴重的問題，只要攝取量適當，不至於引發太過嚴重的問題，苜蓿芽通常在料理只佔一小部分的配菜而已，應不至於太過緊張。

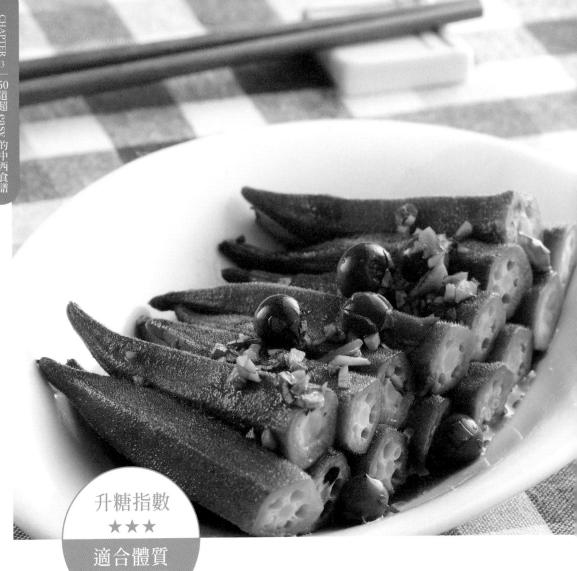

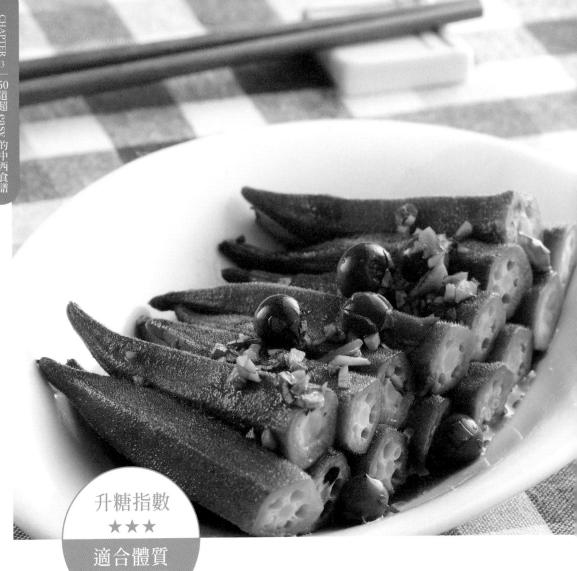

升糖指數
★★★

適合體質
陰虛化火型

材料｜秋葵 100 克

調味料｜樹子 20 克
辣椒 3 克
醬油膏 1/2 小匙
糖 1/2 小匙
香油少許

蔬果類

# 樹子拌秋葵

● 適合胃痛、胃發炎者

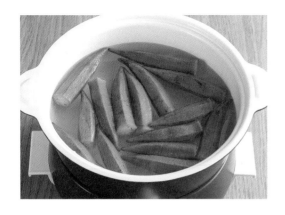

作法

1 秋葵洗淨後，去除蒂頭。

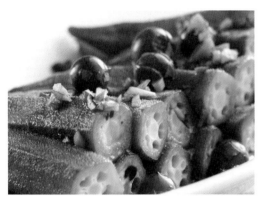

2 將秋葵川燙，取出擺盤。

3 將調味料放入容器，並加入 20cc 開水拌勻。

4 最後，將調味料淋至秋葵上，即可食用。

**可整腸、改善腰酸背痛的樹子**

樹子別名為破布子，果實帶有甘味及黏性，其富含膠質的黏液可保護腸胃，改善消化不良的問題，此外，樹子還可以解芒果毒以及減少海鮮類料理的腥味；在中藥裡，破布子的樹皮主治子宮炎、子宮脫出、肺出血、發炎腫脹或久年勞傷，具有散瘀活血的功效。

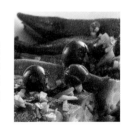

73

| 蔬果類

# 腰果高麗菜捲

材料
高麗菜 100 克

腰果 10 克

培根 10 克

紅蘿蔔 10 克

鮮香菇 20 克

杏鮑菇 20 克

調味料
香菇素蠔油 1 小匙

初榨橄欖油 1 小匙

胡椒粉少許

作法

1　高麗菜一片一片洗淨後燙熟，腰果炸酥後壓碎，備用。

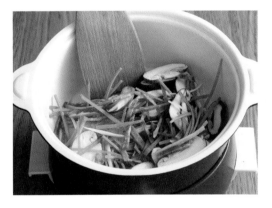

2　紅蘿蔔、杏鮑菇、培根切絲，鮮香菇切薄片。

3　在鍋內放入初榨橄欖油，加入紅蘿蔔、鮮香菇、杏鮑菇、培根及調味料一起拌炒均勻。

4　高麗菜舖平，包入以上炒料，捲成條狀，放入蒸籠中蒸約 10 分鐘取出，撒上碎腰果即可。

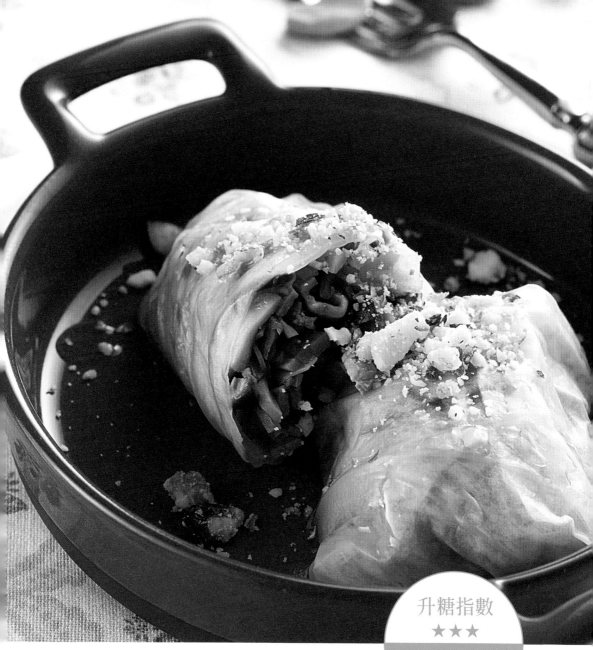

### 高麗菜捲內的食材

高麗菜捲內的食材，可視家中現有的食材調配，也可用蘆筍、豆薯代替。因為製作過程需要清蒸，因此盡量挑選蒸過後不會變色或出水的食物。內餡豐富的高麗菜捲也是一道大人、小孩都喜歡的料理。

海鮮類

# 迷迭香煎鮭魚

• 適合年長者及兒童

| 材料 | | 調味料 | |
|---|---|---|---|
| 鮭魚片 200 克 | | 鹽適量 | |
| 檸檬 20 克 | | 迷迭香料適量 | |
| 初榨橄欖油少許 | | 黑胡椒粒少許 | |

升糖指數
★

適合體質
一般性體質皆適用

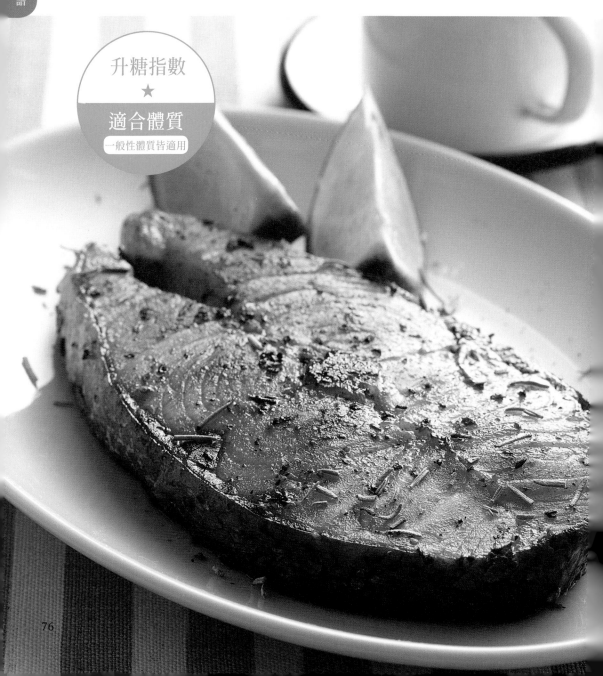

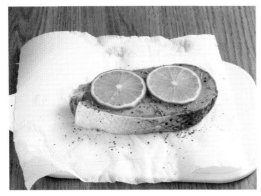

作法

**1** 鮭魚片洗淨，備用。

**2** 鮭魚片充分撒上醃料，靜置 30 分鐘入味。

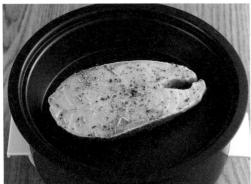

**3** 熱鍋加入初榨橄欖油，放入鮭魚片煎 10 分鐘至雙面金黃色，即可起鍋盛盤。

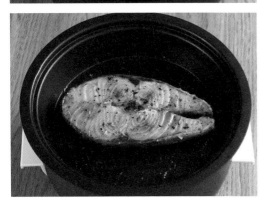

### 含有豐富 OMEGA-3 的鮭魚

鮭魚富含豐富的 OMEGA-3 多元不飽和脂肪酸（如 EPA、DHA），可改善腦部血流、調節腦部神經傳導功能，其中又以做為大腦細胞膜重要構成元件的 DHA 最為重要，對於增進嬰幼兒腦部發育以及老年人維持腦力都是很好的食物營養來源。

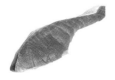

| 海鮮類

# 香烤檸檬鱈魚
• 適合年長者及兒童

材料｜鱈魚 100 克

調味料｜初榨橄欖油 1 小匙
檸檬 1/2 顆
百里香料少許
白酒少許

作法

1　將鱈魚洗淨，檸檬切片，備用。烤箱事先預熱至 200 度。

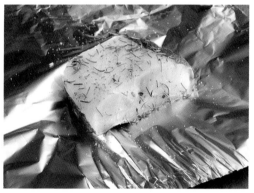

2　準備一張錫箔紙，將鱈魚放在中間，再放上檸檬片，並均勻撒上調味料。

3　將錫箔紙包起來，放入烤箱烤 20 分鐘。

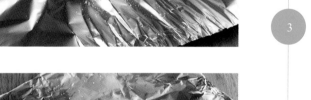

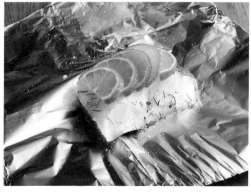

4　將烤好的鱈魚從錫箔紙中取出，並盛盤即可。

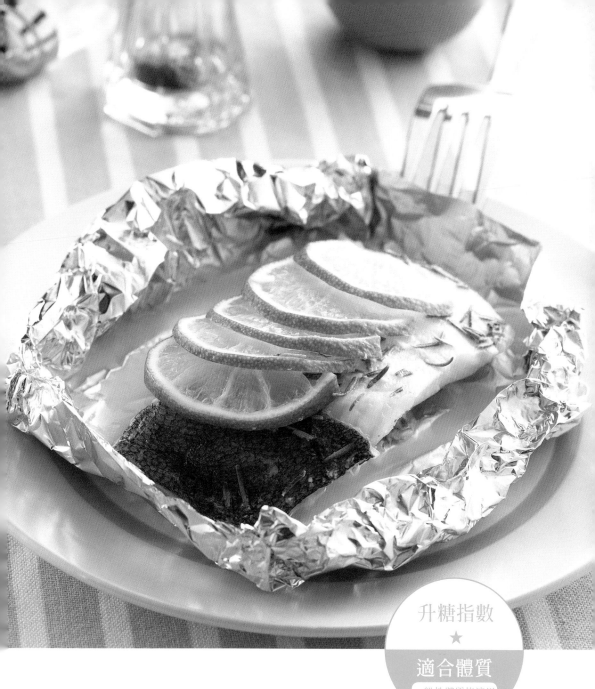

### 餐桌上的營養師——鱈魚

鱈魚的油脂富含維生素 A、D、E 及 DHA，對於夜盲症、乾眼症與骨質保存具有很大的保養功效，而且 DHA 又與智力發育相關，北歐人將它稱為餐桌上的「營養師」，葡萄牙人就更直接把它稱為「液體黃金」，鱈魚不僅肉質豐富，更是低膽固醇與高蛋白質的營養食材。

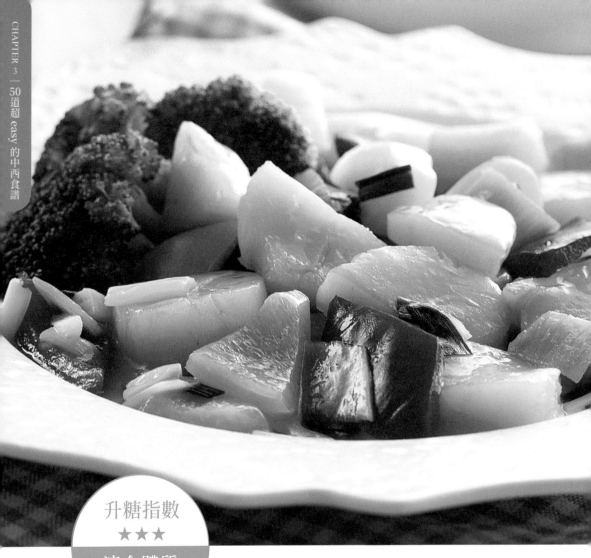

升糖指數
★ ★ ★

適合體質
一般性體質皆適用

| 海鮮類 |

# 碧綠帶子

材料 | 鮮干貝 60 克
綠花椰菜 20 克
紅甜椒 10 克
黃甜椒 10 克
薑片 5 克
蔥 1 根

調味料 | 鹽少許
胡椒粉少許
米酒少許

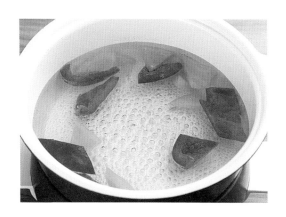

作法

1 綠花椰菜切小朵,紅黃甜椒切片,川燙撈出泡冷水。綠花椰菜先擺盤,備用。

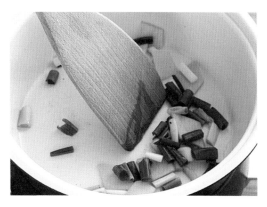

2 蔥洗淨切段,干貝切至合適大小,備用。

3 先將薑片、蔥段爆香,再放少許水及調味料。

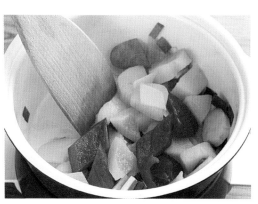

4 加入紅黃甜椒及干貝一起拌炒3分鐘,即可盛盤。

**富含蛋白質、礦物質且低脂肪的干貝**

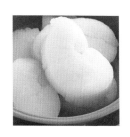

干貝可稱為天然的味精,其所含特殊的甘甜味來自谷氨酸鈉 (MSG),這是種谷氨酸的鈉鹽,屬於自然形成、最豐富的非必需氨基酸之一。因此,在料理中添加干貝,幾乎可以減少調味料的添加,還可獲得更高營養價值的胺基酸與礦物質。

海鮮類

# 生菜蝦鬆

● 對蝦過敏者不宜

| 材料 | | 調味料 | |
|---|---|---|---|
| 蝦仁 200 克 | | 鹽少許 | |
| 紅蘿蔔 5 克 | | 白胡椒粉少許 | |
| 芹菜 5 克 | | | |
| 木耳 5 克 | | | |
| 油條 20 克 | | | |
| 洋地瓜（豆薯）10 克 | | | |
| 西生菜 2 片 | | | |

升糖指數
★★★

適合體質
一般性體質皆適用

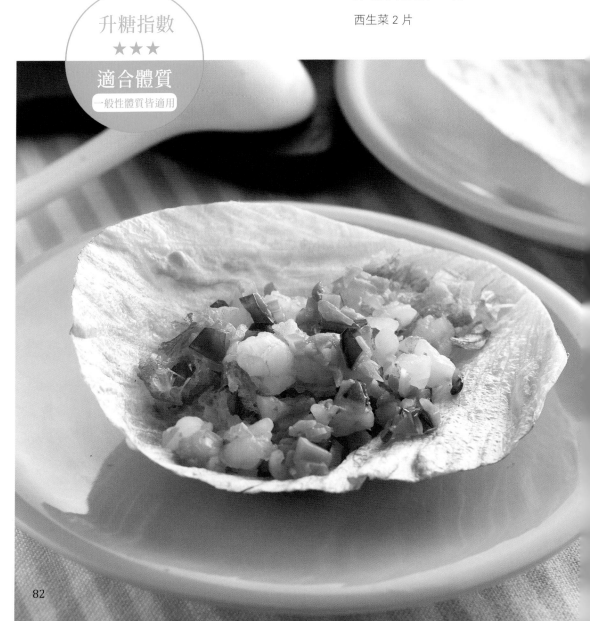

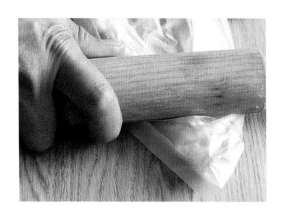

作法

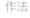

**1** 將蝦仁剁成丁，紅蘿蔔、芹菜、木耳、洋地瓜皆切成丁狀，備用。油條壓碎後擺盤。

**2** 燒一鍋熱水，將步驟1除了芹菜外的所有食材川燙後撈起備用。

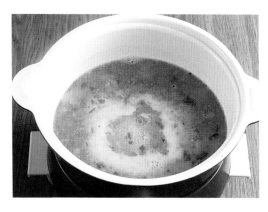

**3** 熱一油鍋，將芹菜爆香，再將川燙好的食材放入一起拌炒，並加入調味料拌勻即可起鍋，倒入盤中。

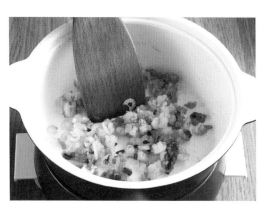

**4** 將以上食材包入西生菜，一起食用，更加美味。

### 清脆爽口又不油膩的蝦鬆

坊間的蝦鬆為了讓味道突出，在拌炒步驟時，往往使用較多的油和調味料，而自己製作時，可以用較少的調味料，吃起來會較健康。若覺得食材中的油條、洋地瓜澱粉太高，也可以依照自己的喜愛更換部分食材。

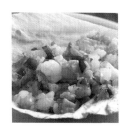

海鮮類 🥗

# 蔥燒烏參

● 適合年長者及兒童

材料｜烏參 200 克
蔥 30 克
香菜 10 克

調味料｜醬油 1 大匙
李錦記蠔油 1 小匙
糖 1 小匙
米酒少許
胡椒粉少許

作法

1 蔥、香菜洗淨切段，備用。烏參切塊，洗淨後備用。

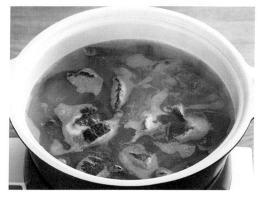

2 燒一鍋熱水川燙烏參，約 1 分鐘後即可撈起。

3 起一油鍋，待油熱後，放入蔥段，煸至金黃色後，放入烏蔘及 50cc 的水，加入調味料。

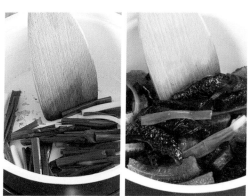

4 水分燒縮乾至黏稠狀，即可盛盤，並於盤中撒上香菜即可。

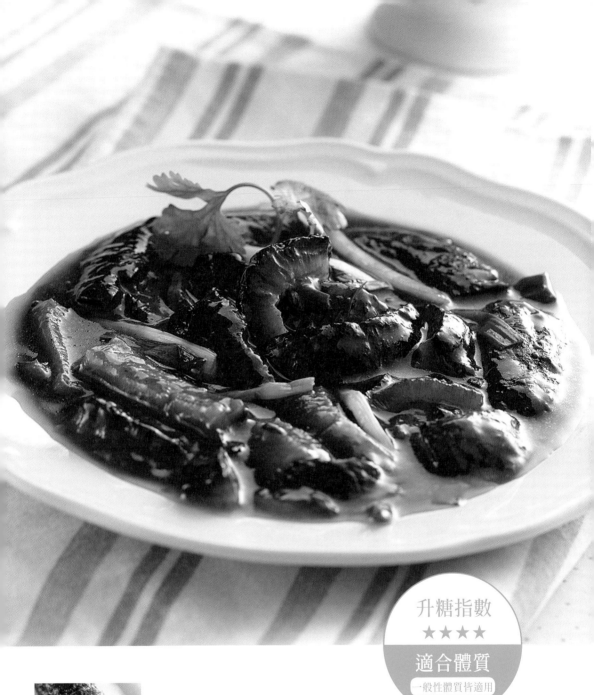

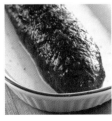

### 中醫裡時常做為食補的烏參

烏參除了富含膠原蛋白也含有豐富的精胺酸 (Arginine)，精氨酸是構成精子細胞的重要成分，具有調節雄性激素的功能，在古書中，被視為補腎強精的珍貴食材，而其富含的膠原蛋白可預防骨關節的退化，與協助組織修復與養顏美容的聖品。

| 海鮮類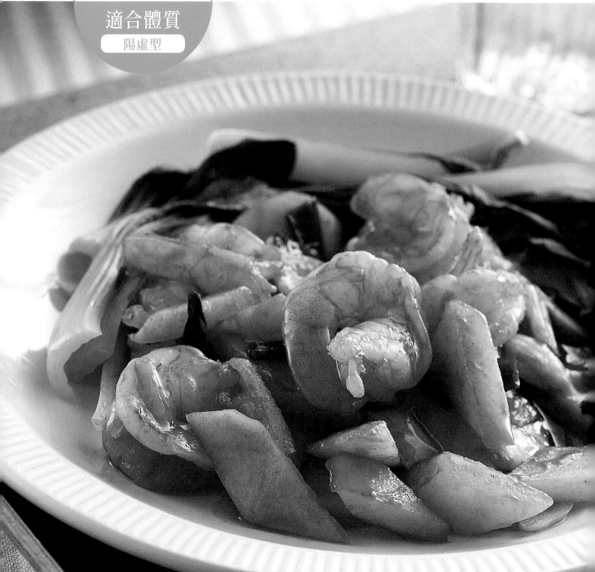

# 乾燒蝦仁

• 對蝦過敏者不宜

**升糖指數**
★ ★ ★

**適合體質**
陽虛型

| 材料 | 調味料 |
|---|---|
| 草蝦仁 80 克 | 辣豆辦醬 10 克 |
| 蔥花 5 克 | 蕃茄醬 5 克 |
| 蔥段 5 克 | 酒釀 10 克 |
| 蒜片 5 克 | 鹽少許 |
| 洋地瓜（豆薯）20 克 | |
| 青江菜 20 克 | |

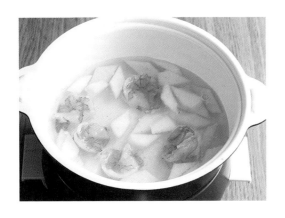

**1** 將草蝦仁剖背，洋地瓜（豆薯）切成菱形片。

**2** 燒一鍋水川燙草蝦仁、洋地瓜 30秒後撈起備用。將青江菜燙熟，擺盤。

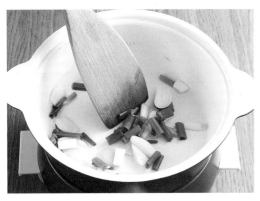

**3** 將油放入鍋中加熱，放入蔥段、蒜片及調味料拌炒出香味，放入30cc水，再將川燙好的草蝦仁、洋地瓜（豆薯）加入拌勻。

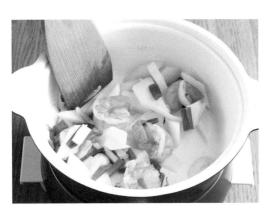

**4** 中火煮至水收乾，起鍋盛盤，並撒上蔥花即可。

## 超強抗氧化功能的蝦青素

現在有一種很夯的保健品成分叫做「蝦青素」，就是在烹調時會讓蝦子從綠色變為紅色的成分，是目前發現最強的抗氧化劑，顏色愈深表示蝦青素含量愈高。另外，蝦子富含鋅、鎂等礦物質，也有幫助小兒生長發育的作用。

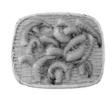

|海鮮類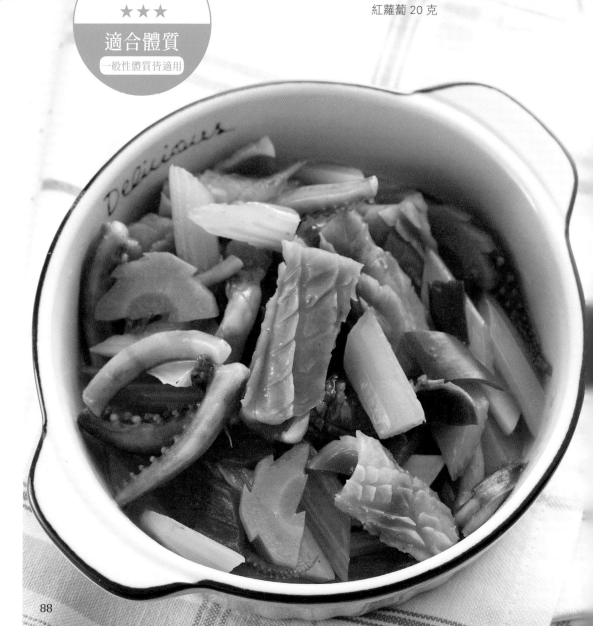

# 西芹炒魷魚

升糖指數
★★★

適合體質
一般性體質皆適用

| 材料 | | 調味料 | |
|---|---|---|---|
| 魷魚 80 克 | | 鹽少許 | |
| 西洋芹 100 克 | | 糖 1/2 小匙 | |
| 蔥 10 克 | | 香油少許 | |
| 薑 10 克 | | 米酒 1 大匙 | |
| 辣椒 10 克 | | | |
| 紅蘿蔔 20 克 | | | |

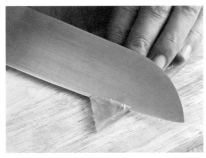

**1**　西洋芹切斜片，紅蘿蔔切片，蔥、薑、辣椒切片，魷魚切花刀。

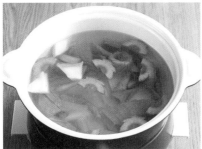

**2**　將西洋芹、紅蘿蔔、魷魚川燙，撈起備用。

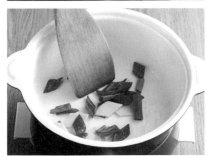

**3**　起一油鍋，待油熱後，放入蔥、薑、辣椒爆香，再將步驟 2 的食材放入，加 30cc 的水拌炒。

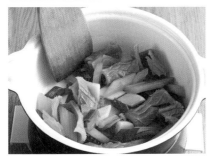

**4**　加入調味料後，再拌炒約 1 分鐘，即可起鍋盛盤。

### 新鮮魷魚 VS 泡發魷魚

魷魚是會噴墨汁的軟體動物。新鮮魷魚保存不易，乾貨較容易保存，但買回乾貨得將之浸泡在小蘇打的熱水中，泡8小時後，濾掉小蘇打水再換活水泡，每 1 ～ 2 小時換水一次，換約4～5 回後，即可料理。

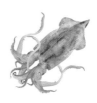

## 海鮮類

# 養生草蝦

● 對蝦過敏者不宜

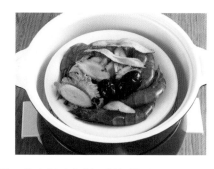

| 材料 | 草蝦 200 克 | 藥材 | 枸杞 8 克 |
|---|---|---|---|
| | | | 紅棗 5 克 |
| 調味料 | 鹽少許 | | 當歸 5 克 |
| | 米酒 2 大匙 | | 黃耆 5 克 |
| | | | 川芎 5 克 |

作法
1 草蝦洗淨，剪去鬚及尖刺，擺盤備用。
2 將中藥材依序放入盤中，淋上調味料。
3 將盤子放入蒸籠或電鍋中，蒸約 7 分鐘即可。

### 中藥藥膳的作用

此道料理所選用的當歸、黃耆是依照中藥「當歸補血湯」的概念酌加，簡單的成分卻能達到「補氣生血」的概念，川芎為「血中之氣藥」，具有推動氣血循環的功效，在這樣的藥材下，更適合氣虛、血虛的體質使用。

升糖指數
★★

適合體質
氣虛型／血虛型

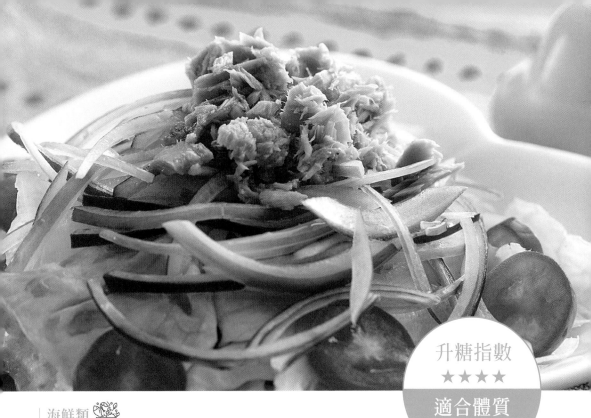

升糖指數
★ ★ ★ ★

適合體質
一般性體質皆適用

| 海鮮類 |

# 和風番茄佐鮪魚

材料
西生菜 60 克
小番茄 30 克
紫洋蔥 20 克
小黃瓜 20 克
水煮鮪魚罐 1 罐

調味料
蜂蜜 2 小匙
烏醋 2 小匙
薑泥 2 分之 1 匙
淡味醬油 1 小匙

作法
1 西生菜、小番茄、小黃瓜分別洗淨後切片，紫洋蔥切絲，將上述食材擺盤備用。
2 將水煮鮪魚罐的油汁倒掉、瀝乾，取適量鋪在盤子上。
3 將所有調味料攪拌均勻，並淋至食材上即可。

### 鮪魚所含的 DHA、EPA 為魚類之冠

鮪魚肚的油脂所含的 DHA、EPA 含量為魚類之冠，且鮪魚為低脂肪、高蛋白的食材，但往往在口感上會覺得比較單調，因此，搭配涼拌生菜一起食用，可以讓食物的呈現較多元，而鮪魚豐富的脂肪酸亦可改善動脈硬化與血液循環的問題。

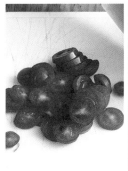

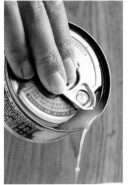

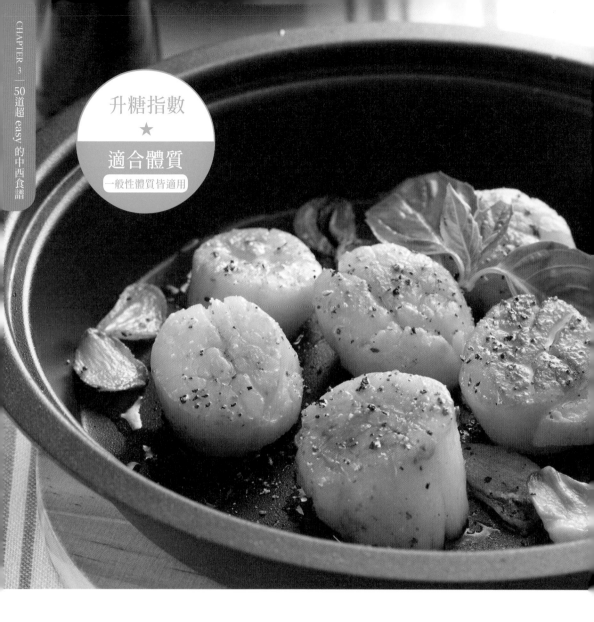

升糖指數
★

適合體質
一般性體質皆適用

| 海鮮類 |

# 蒜片九香<br>煎鮮貝

| 材料 | 生干貝 200 克 | 調味料 | 鹽少許 |
| --- | --- | --- | --- |
| | 蒜頭 10 克 | | 黑胡椒少許 |
| | 九層塔 10 克 | | 橄欖油 2 大匙 |

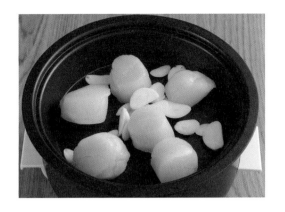

1　蒜頭切片，備用。

2　起一鍋，加入 2 大匙橄欖油，
　　將蒜片爆香。

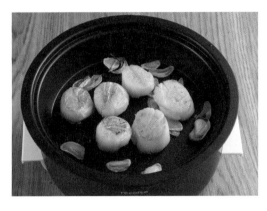

3　鍋中放入生干貝，中火煎至 2
　　面金黃色熟透。

4　撒上鹽、黑胡椒調味後，起鍋
　　前放入九層塔即可。

**富含礦物質與維生素又可抗發炎的大蒜**

大蒜的特殊味道常讓人敬而遠之，而這含硫的化合物卻是最有
效的天然抗癌物，可改變腸道菌叢產生的酵素，進而誘發身體
的免疫功能。因此，感冒時吃大蒜能幫助縮短感冒的時程，而
初期感冒時也能達到預防的功效。

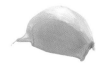

| 海鮮類

# 豆豉嫩薑小卷

材料
生小卷 150 克
豆豉 5 克
嫩薑 5 克
蔥 5 克
辣椒 3 克

調味料
醬油 1 小匙
糖 1/2 小匙

升糖指數
★★

適合體質
一般性體質皆適用

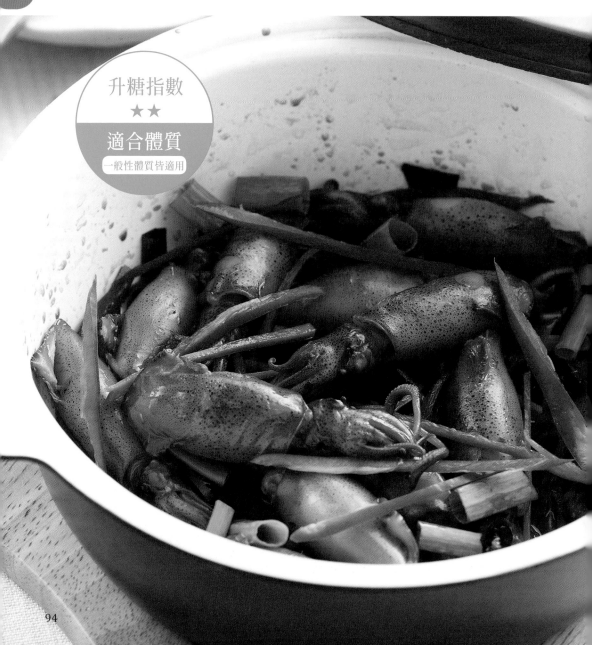

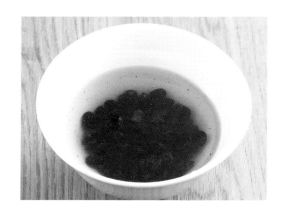

1 蔥、薑、辣椒切絲,豆豉洗淨後泡水備用。

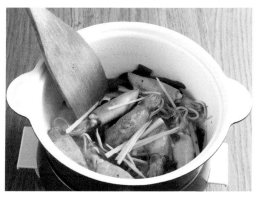

2 起一油鍋,爆香嫩薑絲、豆豉,加入小卷煸炒均勻。

3 加入調味料,以小火悶煮熟透後盛盤。

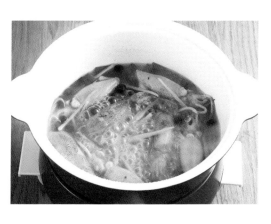

4 加上辣椒絲、蔥絲,即可享用。

**含有蛋白質和多種礦物質的小卷**

小卷為頭足綱海鮮,富含牛磺酸,是哺乳類動物身體組織中含量最豐富的一種含硫胺基酸,可抗發炎與減輕焦慮的情緒,此外,海洋生物多富含 EPA 與 DHA 及優質蛋白質,雖然這類食物普遍被認為膽固醇較高,但都是好的膽固醇,在食用時不必過度焦慮。

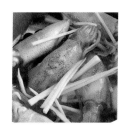

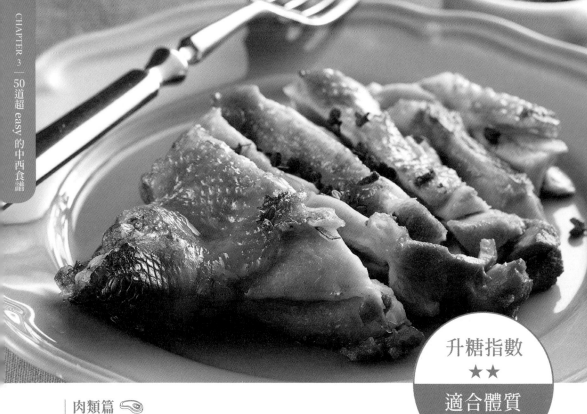

升糖指數
★★

適合體質
陽虛型

| 肉類篇

# 乾煎藥膳雞

材料｜去骨雞腿 1 隻

調味料｜鹽少許
花椒 2 克

五香粉 1 小匙
蒜片 10 克

藥材｜黨蔘 2 克
白芍 1 克
當歸 1 克
薑 2 克

作法｜
1 去骨雞腿用醃料醃約 30 分鐘取出。
2 將去骨雞腿和中藥一起蒸約 10 分鐘。
3 起一油鍋，待鍋熱後，將去骨雞腿煎至表皮金黃色起鍋。
4 將炸好之雞腿切塊，盛盤即可。

### 可祛除體內濕氣和寒氣的花椒

花椒性熱、味道辛辣，根據中醫藥書記載，具有健胃、溫中散寒、除濕止痛、殺蟲解毒等效果，而對於脾胃濕冷，容易腹痛者則有溫胃暖脾的效果。最上等的花椒產自四川，所以又稱川椒、大紅袍等。花椒容易助發汗，在改善體表的微循環有幫助，食用可以使皮膚紅潤透亮。

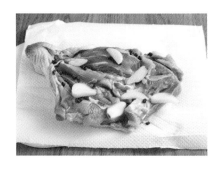

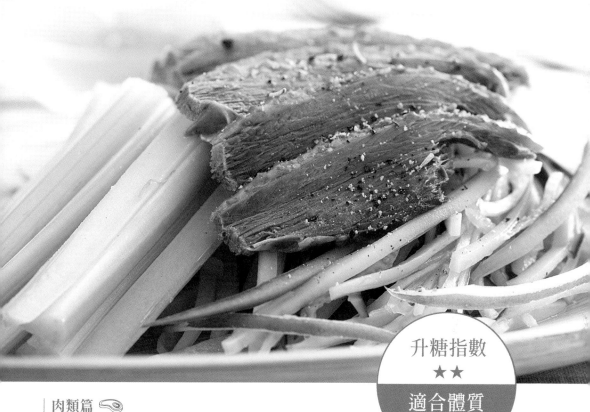

肉類篇

# 迷迭香鮮蔬鵝肉

• 皮膚過敏者不宜

| 材料 | | 調味料 | |
|---|---|---|---|
| 煙燻茶鵝 100 克 | | 初榨橄欖油 1 小匙 | |
| 洋蔥 10 克 | | 檸檬汁 1/2 小匙 | |
| 紫洋蔥 5 克 | | 迷迭香料少許 | |
| 西洋芹 10 克 | | 黑胡椒少許 | |
| 小黃瓜 10 克 | | 鹽少許 | |

作法

1 煙燻茶鵝切片，備用。

2 洋蔥、紫洋蔥切絲泡冰水，瀝乾水分盛盤。

3 西洋芹去老筋切段、小黃瓜洗淨切絲，盛盤。

4 將鵝肉片舖在上面，調味料拌勻淋上即可。

### 老人家都説鵝肉很毒，真的嗎？

鵝肉，性甘、味平。《本草綱目》記載：「鵝肉利五臟，解五臟熱，煮汁止消渴。」鵝肉適合身體虛弱、營養不良、脾胃氣虛者食用。鵝肉被老一輩的人認為「很毒」，其實不然，只是因為鵝肉屬於發物食品，患有皮膚疾病者應避免食用，以免誘發過敏。

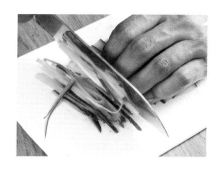

肉類篇

# 四季豆牛肉絲

| 材料 | 調味料 | 醃料 |
|---|---|---|
| 牛肉絲 50 克 | 醬油 1 小匙 | 蛋白少許 |
| 四季豆 30 克 | 糖 1/2 小匙 | 太白粉少許 |
| 蔥段 5 克 | 胡椒粒少許 | 醬油少許 |
| 蒜片 5 克 | | |
| 辣椒片 2 克 | | |

升糖指數
★★★★

適合體質
氣虛型／血虛型

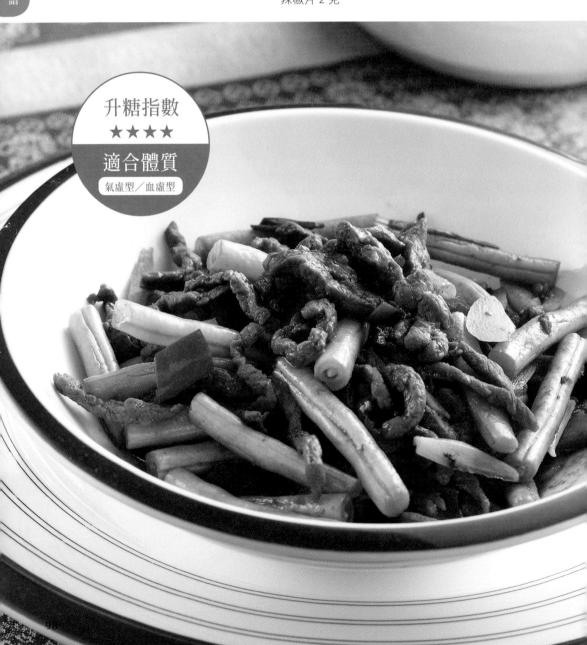

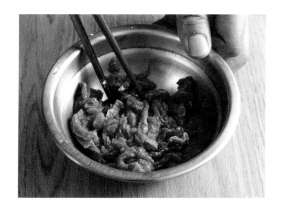

**1** 牛肉絲加入醃料抓勻後，醃約10分鐘備用。

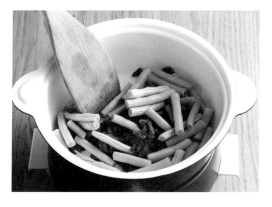

**2** 四季豆洗淨，拉去頭尾粗絲，並切成適量長度。

**3** 冷油下牛肉絲、四季豆，慢火加熱約30秒後起鍋，備用。

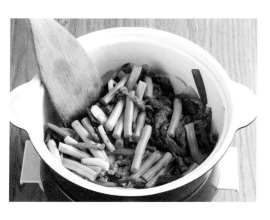

**4** 另起一熱鍋，加入橄欖油、蔥段、蒜片、辣椒片爆香，加入調味料後，再放牛肉絲炒勻即可。

### 既補血又含有豐富優質脂肪的牛肉

牛肉肉質色較鮮紅，富含大量的鐵質與優質蛋白質，對於體力不佳的老年人或術後體虛者的補益能力是最佳的，對小兒生長發育也是很好的營養補充食物來源，且牛肉中的肌氨酸含量比其他食品高許多，這使它對增長肌肉、增強力量特別有效。

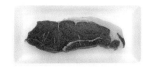

| 肉類篇

# 冬瓜燒肉

材料
梅花肉 50 克
冬瓜 50 克
紅蘿蔔 15 克
蔥段 5 克
薑 2 克
香菜 2 克

調味料
醬油 1 大匙
糖 1/2 小匙
胡椒粉少許

升糖指數
★★★★
適合體質
燥熱體質者適用

### 富含水分的冬瓜

冬瓜性寒、味甘,清熱生津,夏天中暑時,可用冬瓜削皮煮水後,代茶飲用。冬瓜皮利水消腫,冬瓜子利濕排膿,可治療肺熱喘咳,而冬瓜肉本身也具有清熱、化痰等效果,因此,冬瓜全身都是寶,是很適合食用在夏天的食材,但體虛寒者則避免食用過度。

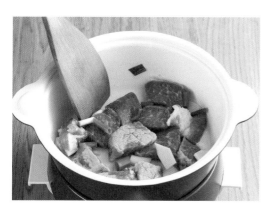

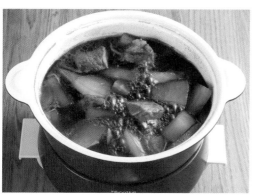

## 作法

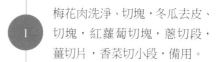

**1** 梅花肉洗淨、切塊,冬瓜去皮、切塊,紅蘿蔔切塊,蔥切段,薑切片,香菜切小段,備用。

**2** 熱鍋倒入橄欖油爆香蔥、薑,倒入梅花肉塊,炒至肉變色。

**3** 將紅蘿蔔、冬瓜、調味料放入,燉煮約 1 小時,待紅蘿蔔、冬瓜煮透即可。

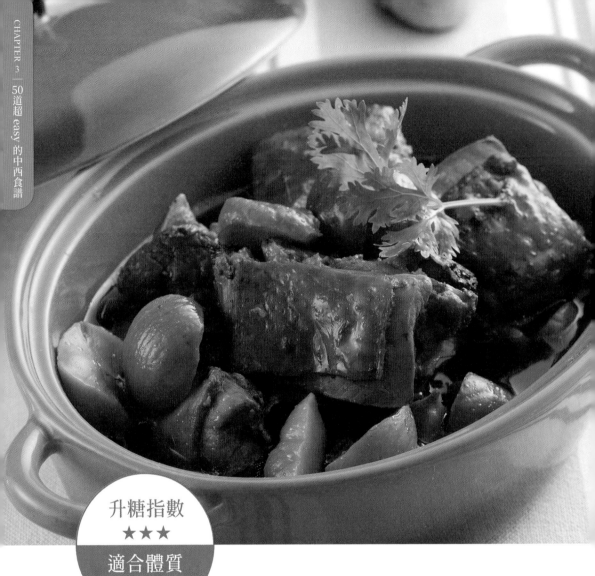

升糖指數
★★★

適合體質
陽虛型

| 肉類篇

# 栗子燒雞

材料
帶骨雞腿 100 克
新鮮栗子 30 克
薑片 5 克
蔥段 5 克
香菜少許

調味料
醬油 2 大匙
糖 1/2 小匙
米酒少許

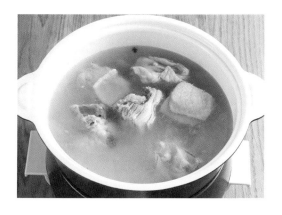

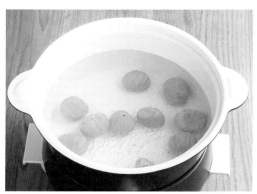

作法

**1** 帶骨雞骨腿切塊，川燙去血水後，洗淨備用。

**2** 栗子去殼，水煮約 10 分鐘，撈起待涼後，備用。

**3** 將薑片、蔥段爆香，加入雞腿、栗子拌勻，再加調味料及水 50cc。

**4** 開小火煮約 40 分鐘，起鍋前加入香菜即可。

### 栗子具有「腎之果」之稱

《本草綱目》記載：「栗味甘性溫，入脾胃腎經。」而栗子具有治腎虛、腰腿無力，能通腎益氣，厚腸胃的效果。栗子中含有大量的營養素，有「乾果之王」的美稱，可有效地預防心血管疾病與補腰、膝、筋骨的效果。

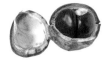

**肉類篇**

# 香根里肌肉

| 材料 | |
|---|---|
| 里肌肉 100 克 |
| 香菜根 10 克 |
| 辣椒 1/2 根 |
| 薑 5 克 |
| 青蔥 1 根 |

| 調味料 | |
|---|---|
| 醬油 1 大匙 |
| 糖 1/2 小匙 |
| 胡椒粉少許 |

| 醃料 | |
|---|---|
| 蛋白少許 |
| 太白粉少許 |
| 醬油少許 |

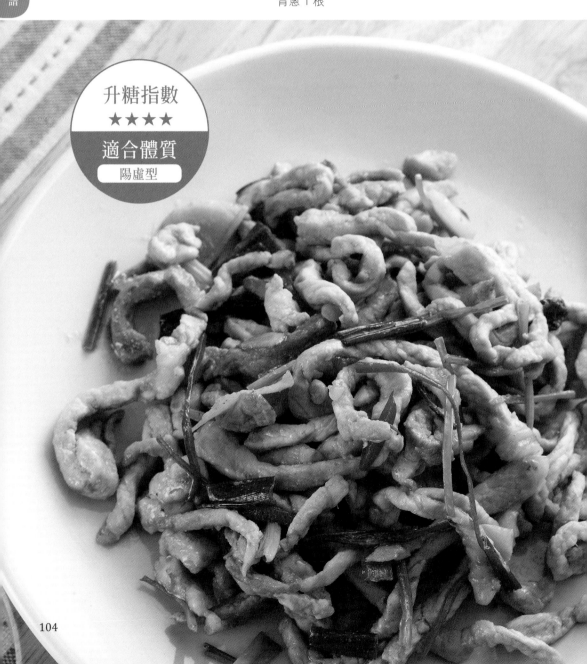

升糖指數
★★★★

適合體質
陽虛型

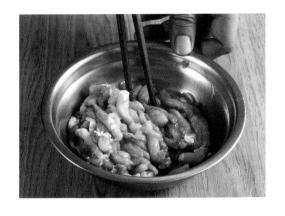

作法

 **1** 里肌肉切絲，加入醃料醃約 30 分鐘，備用。

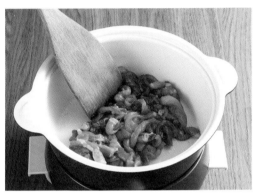

**2** 香菜根切段，辣椒切絲、薑切片、蔥切段，備用。

**3** 冷油下將醃好的里肌肉放入鍋內，慢火加熱至 7 分熟，撈起備用。

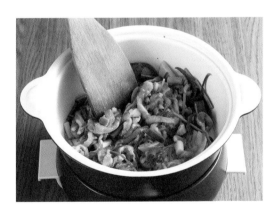

**4** 熱鍋將薑片、蔥段、辣椒絲、香菜根爆香，放入調味料，再將步驟 3 的里肌肉一起入鍋拌炒至熟即可。

### 令人又愛又恨的香菜

在中國菜裡，香菜往往是小配角，少了它，似乎就少了一味，特殊的味道使其具有獨特的風格。坊間謠傳香菜可以幫助腎臟排毒，雖然香菜可以螯合重金屬離子，但鉀的含量過高，是腎臟病的大忌，因此，千萬別誤信偏方，食用上適可而止就好。

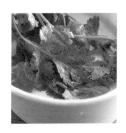

|肉類篇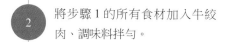

# 蒸牛肉丸

**材料**
牛絞肉 100 克
陳皮 5 克
紅蘿蔔 10 克
薑 10 克
洋地瓜（豆薯）20 克
蔥 10 克

**調味料**
醬油 1 大匙
糖 1/2 小匙
胡椒粉 1/2 匙
米酒少許
香油少許
沙拉油少許
太白粉少許

**作法**

**1** 紅蘿蔔、陳皮、薑、洋地瓜（豆薯）、蔥剁碎，備用。

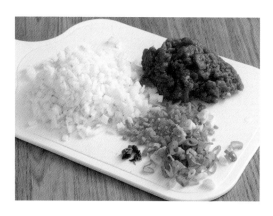

**2** 將步驟 1 的所有食材加入牛絞肉、調味料拌勻。

**3** 將混合均勻的食材全部拿起再摔至鍋中，重覆約 20 次，使其產生黏性，即可搓成圓型。

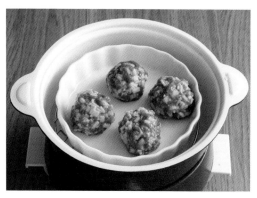

**4** 將搓好之牛肉丸放入盤中，間隔約 2 公分，蓋上耐熱保鮮膜，大火蒸約 7 分鐘，即可盛盤。

• 蒸牛肉丸的時間需視火力而定，若 7 分鐘尚未蒸熟，可再視情況增加時間。

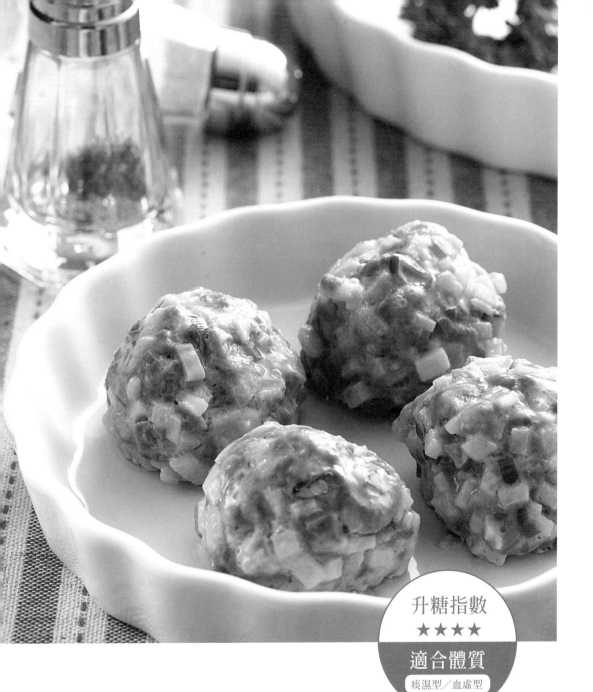

升糖指數
★★★★

適合體質
痰濕型／血虛型

### 具「燥濕化痰」效果的陳皮

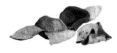

陳皮是橘子皮經過乾燥、炮製、陳放等步驟,搖身而變的中藥材,其性溫,味苦、辛。根據記載,陳皮可開胃、養肝,還能止咳、燥濕祛痰、理氣和中。陳皮就如其名,愈陳愈值錢,因此有俗話説:「一兩陳皮一兩金。」、「百年陳皮勝黃金。」

107

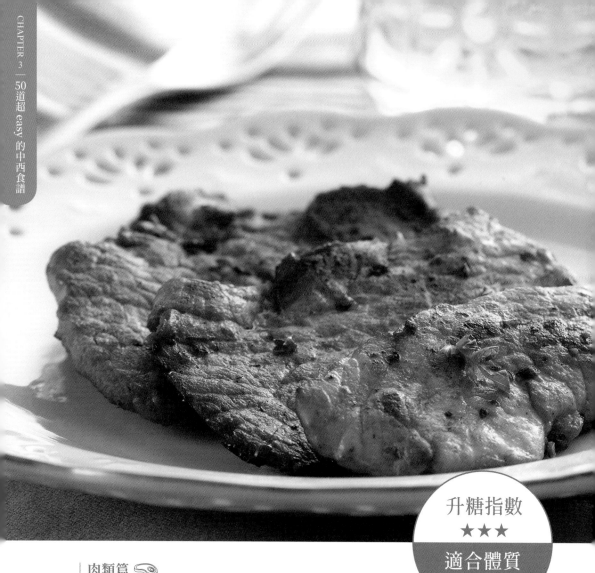

升糖指數
★ ★ ★

適合體質
一般性體質適用

| 肉類篇

# 義式香煎里肌肉

| 材料 | 里肌肉 150 克 | 醃料 | 義大利香料少許 | 醬油 1/2 大匙 |
|---|---|---|---|---|
| | | | 蒜 2 克 | 香油少許 |
| 調味料 | 初榨橄欖油 2 大匙 | | 薑 2 克 | 米酒少許 |
| | | | 蔥 2 克 | 太白粉少許 |

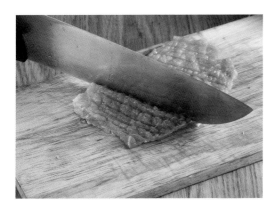

作法

1　里肌肉切成約 1 公分厚度，用刀背拍打去筋。蒜、薑切片，蔥切段。

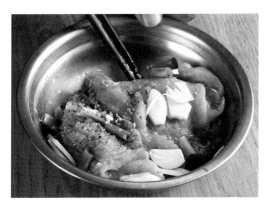

2　里肌肉加入醃料醃約 20 分鐘後取出。

3　起一鍋，將 2 大匙初榨橄欖油放入，待油熱後，將醃好的里肌肉煎至兩面呈金黃色即可。

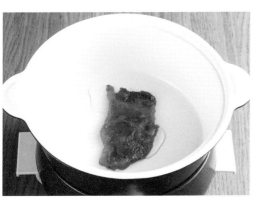

### 熱量較低且含高蛋白質的豬里肌肉

豬肉性平、味甘，在中醫裡，具有潤腸胃、生津液、補腎氣的功效，主治熱病傷津、腎虛體弱、產後氣血虛弱。豬肉是家常飲食中，最常被食用的肉品，經長時間燉煮後，脂肪會減少 30 ～ 50%，不飽和脂肪酸反而增加。

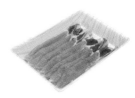

| 肉類篇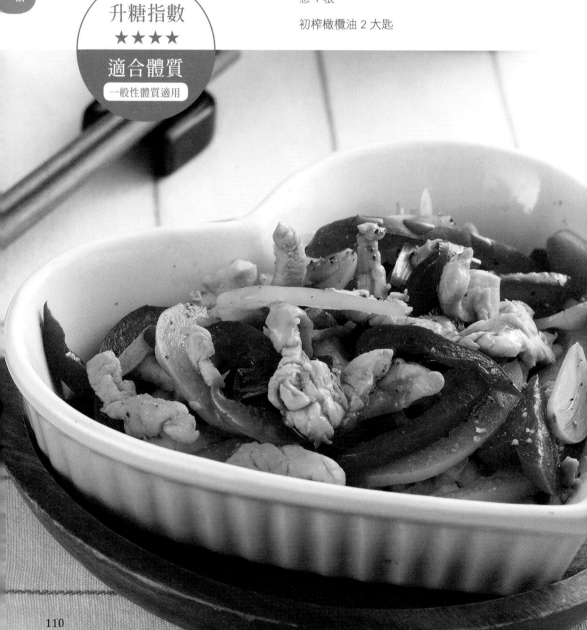

# 彩椒雞柳

**升糖指數**
★★★★

**適合體質**
一般性體質適用

**材料**

雞胸肉 80 克

紅甜椒 20 克

黃甜椒 20 克

蒜 5 克

蔥 1 根

初榨橄欖油 2 大匙

**調味料**

醬油 1 大匙

糖 1/2 小匙

黑胡椒少許

米酒少許

**醃料**

醬油少許

太白粉少許

蛋白少許

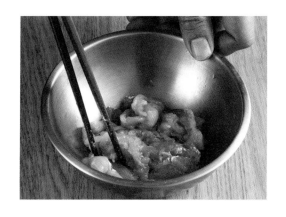

作法

① 將雞胸肉切成條狀，加入醃料，醃約 5 分鐘，待入味。

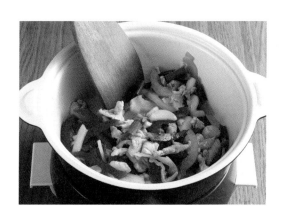

② 紅甜椒、黃甜椒切成絲，蒜切成片，蔥切段，備用。

③ 燒一鍋熱水，將雞柳川燙約 2 分鐘，起鍋備用。

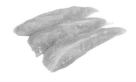

④ 起一鍋，將 2 大匙初榨橄欖油放入，待油熱後，將蒜片、蔥段爆香，再將步驟 2、3 的食材一起下鍋拌炒約 1 分鐘，即可盛盤。

### 雞肉中，熱量最低的雞胸肉

去皮的雞胸肉其脂肪含量極低，具熱量低但高蛋白的特性，常被拿來用在減重瘦身的蛋白質食材，而雞肉所富含的肌肽和甲肌肽可以提升運動能力並減少乳酸堆積，從而減少運動後的疲勞感。

| 肉類篇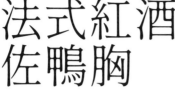

# 法式紅酒佐鴨胸

● 皮膚過敏者不宜

材料｜鴨胸 150 克
　　｜洋蔥 15 克

調味料｜黑胡椒少許
　　　｜鹽少許
　　　｜蜂蜜 1 小匙
　　　｜紅酒 1 小匙

**作法**

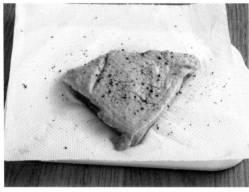

**1** 將鴨皮輕劃幾刀，洋蔥去皮、切小丁。

**2** 在鴨胸上撒少許鹽、黑胡椒。

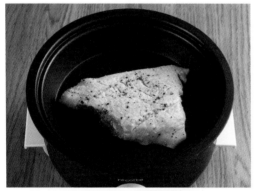

**3** 熱鍋後，將鴨皮朝下乾煎至熟透，將鴨肉取出。靜待肉汁回收，再將鴨胸切片擺盤，備用。

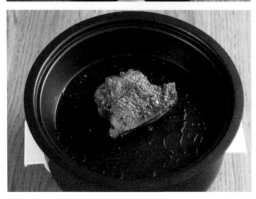

**4** 將洋蔥放入鍋中爆香，倒入紅酒、蜂蜜，以小火烹煮至黏稠後，淋上鴨胸肉即可。

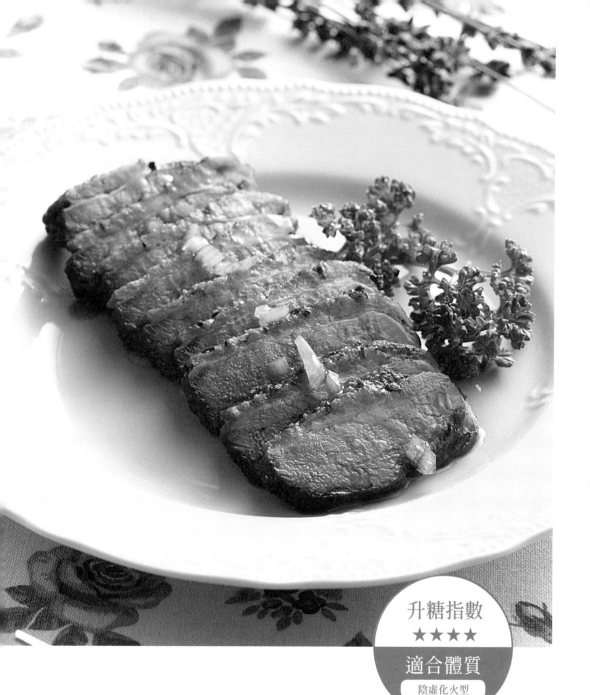

升糖指數
★★★★

適合體質
陰虛化火型

**鴨肉容易誘發過敏，真的嗎？**

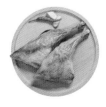

民間認為鴨肉有毒應當來自李時珍的《本草綱目》記載：「鴨肉，甘，冷，微毒。」但在明朝以前的醫書，如唐朝的《食療本草》則記載：「白鴨肉，補虛，消毒熱…。」並未提到其毒性，雖然如此，但鴨肉性寒，體虛者若要食用鴨肉應當與薑同煮，而薑母鴨就是道寒熱同調的食材。

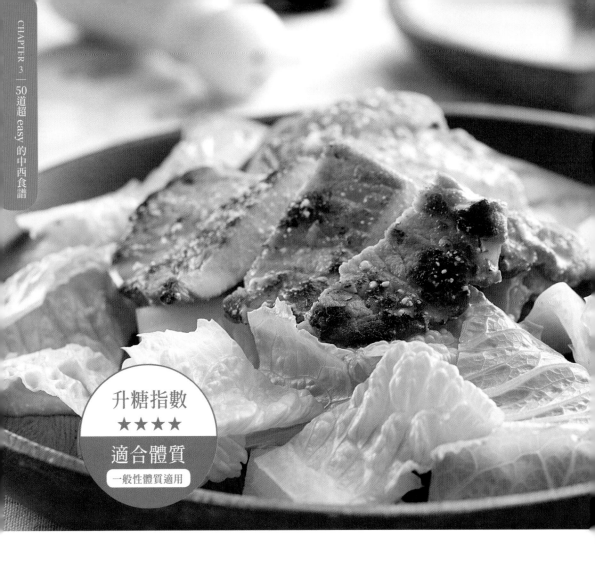

升糖指數
★★★★

適合體質
一般性體質適用

| 肉類篇

# 腐乳豬排
# 蛋沙拉

材料
蘿蔓 100 克
雞蛋 2 顆
牛番茄 30 克
里肌肉片 50 克
紅蘿蔔 20 克
嫩薑 5 克
辣椒 5 克

調味料
糖 30 克
白醋 30 克
辣椒油 5 克
七味辣椒粉 1 小匙
甜酒釀豆腐乳 20 克

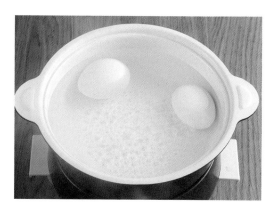

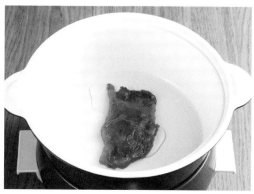

## 作法

**1** 湯鍋內放約 600cc 的水（以可蓋過雞蛋為主），水煮滾後，將雞蛋放入，悶煮 7 分鐘後撈出，並泡入冰水放涼後剝殼。

**2** 里肌肉乾煎至熟透，備用。

**3** 蘿蔓、里肌肉切小片，水煮蛋、牛番茄切片或塊，依序擺盤。

**4** 辣椒、紅蘿蔔、嫩薑切小塊，放入果汁機攪拌成泥後取出，加入調味料拌勻，淋至步驟 3 的食材上即可。

### 有「東方奶酪」之稱的豆腐乳

豆腐乳是將豆腐用黴菌發酵、醃製並二次加工的豆製品，口感與奶酪類似，且兩者都經過發酵，同樣含有豐富的蛋白質和鈣，因此，豆腐乳被外國人稱為「中國奶酪」。在製作中，因微生物作用使豆腐乳的維生素 B2 含量比豆腐高 6 ～ 7 倍，維生素 B12 更僅次動物肝臟，是素食者很好的蛋白質及維生素補充品。

| 肉類篇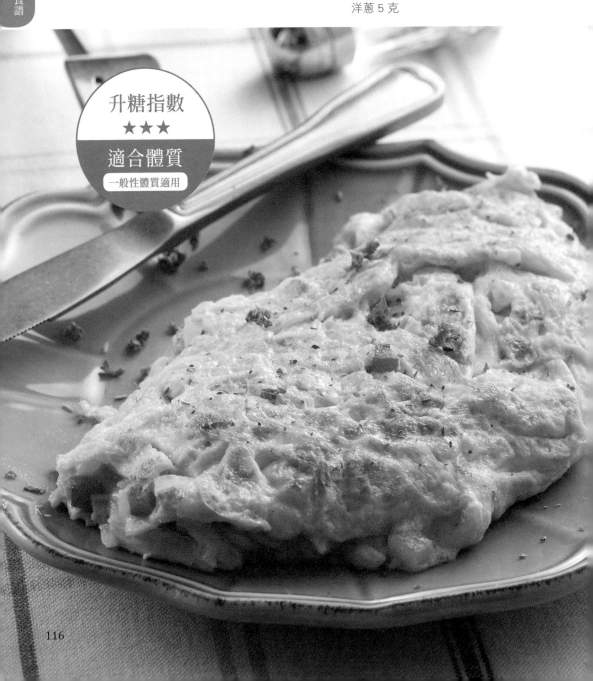

# 義大利雞肉歐姆蛋

| 材料 | 雞胸肉 30 克 |
| --- | --- |
| | 雞蛋 4 顆 |
| | 紅甜椒 5 克 |
| | 黃甜椒 5 克 |
| | 洋蔥 5 克 |

| 調味料 | 橄欖油 2 大匙 |
| --- | --- |
| | 鮮奶油 1 小匙 |
| | 鹽 1 小匙 |
| | 義大利香料少許 |

升糖指數
★ ★ ★

適合體質
一般性體質適用

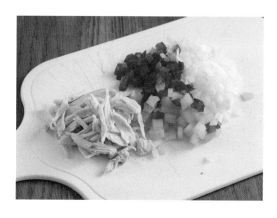

作法

**1** 紅甜椒、黃甜椒、洋蔥切小丁，雞胸肉煮熟後撕成絲，備用。

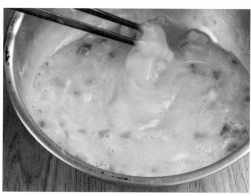

**2** 雞蛋打散，陸續將紅甜椒丁、黃甜椒丁、洋蔥丁、雞胸肉絲及調味料加入並拌勻，備用。

**3** 熱鍋後倒入橄欖油，將步驟 2 的蛋液倒入，中火慢煎至熟透。

**4** 起鍋後，撒上義大利香料即可。

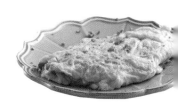

### 營養又豐富、具變化的歐姆蛋

發源自法國的歐姆蛋 (Omelette)，是將煎熟的蛋中間放些餡料捲起，其軟 Q 香滑的口感及豐富內餡廣受大人及小孩喜愛，對於胃口不佳的小孩或老人，是很好的營養補充食物。歐姆蛋的內餡，可依據食用者自己的喜好、身體狀況做變化。

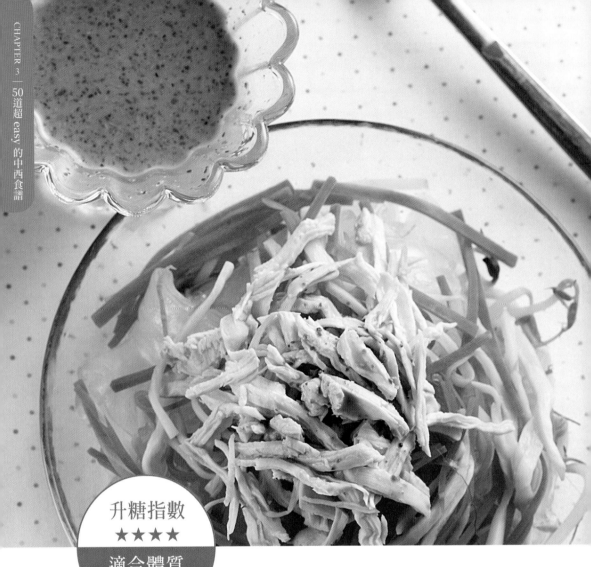

升糖指數
★★★★

適合體質
一般性體質適用

| 肉類篇 🍖

# 雞絲拉皮

| 材料 | 雞胸肉 50 克 | 調味料 | 白芝麻 20 克 |
|---|---|---|---|
| | 杏鮑菇 30 克 | | 白味增 5 克 |
| | 綠豆粉皮 30 克 | | 味霖 10 克 |
| | 紅蘿蔔 10 克 | | 淡味醬油 10 克 |
| | 小黃瓜 30 克 | | 白醋 5 克 |
| | 黃豆芽 20 克 | | 胡麻醬 10 克 |

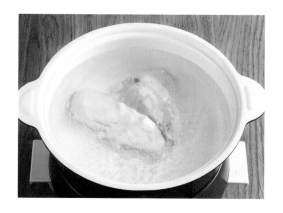

作法

 雞胸肉川燙至熟透,待涼後,手撕成雞肉絲。

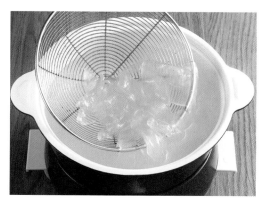

杏鮑菇、紅蘿蔔、小黃瓜分別切絲,綠豆粉皮切粗絲,備用。

 將綠豆粉皮川燙後撈起,泡冷水降溫,再將杏鮑菇、紅蘿蔔、小黃瓜川燙,熟透後撈起,泡冷水降溫,瀝乾水分後,依序排盤。

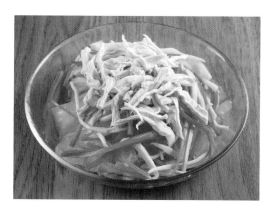

白芝麻放入調理機絞碎後倒出,加入調味料攪拌均勻。將調好的醬汁淋在準備好的食材上即可。

## 低熱量的綠豆粉皮

綠豆粉皮最早出現於北魏的《齊民要術》,是一種用綠豆製成的澱粉,再加工而成的產品。主要營養成分為碳水化合物,含有少量蛋白質、維生素及礦物質,而每 100 克的綠豆粉皮僅有61 大卡的熱量,是款低熱量又能有飽足感的食材。

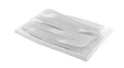

|肉類篇

# 豉汁排骨

| 材料 | 排骨 100 克 | 調味料 | 醬油 1 大匙 |
|---|---|---|---|
| | 豆豉 10 克 | | 糖 1/2 小匙 |
| | 蔥花 5 克 | | 米酒少許 |
| | 蒜 5 克 | | 太白粉 1 大匙 |
| | 辣椒 3 克 | | 胡椒粉少許 |

升糖指數
★ ★ ★ ★

適合體質
一般性體質適用

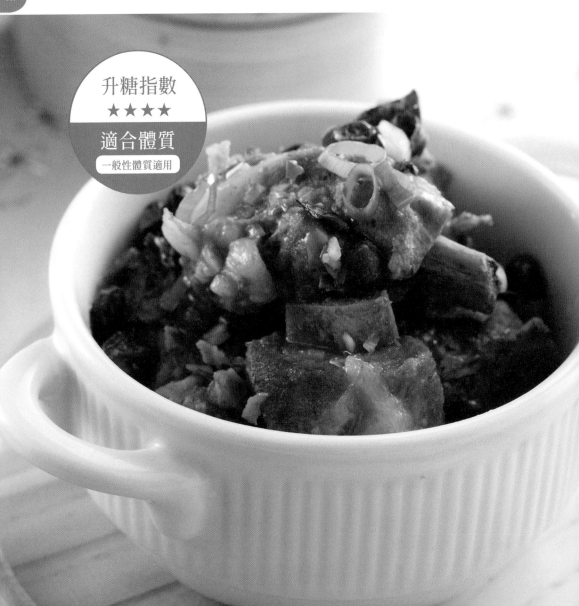

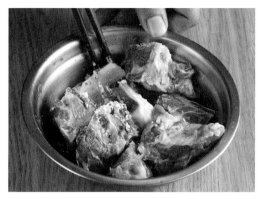

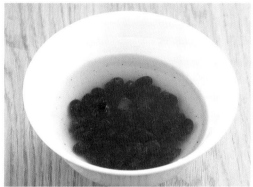

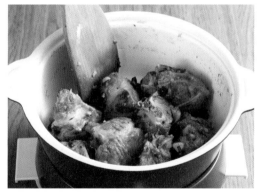

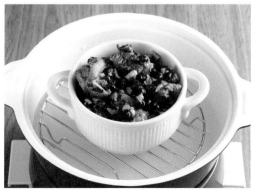

作法

**1** 將排骨洗淨瀝乾水分，加入太白粉拌勻。

**2** 豆豉洗淨後泡水，蒜、辣椒切碎，備用。

**3** 起一油鍋，將步驟 1、2 的材料炒香，並加入其餘調味料、少許水，倒入排骨拌勻起鍋。

**4** 將起鍋後的食材放入蒸籠，中火蒸約 40 分鐘，食用前撒上蔥花即可。

### 豆豉擁有意想不到的高營養值

以大豆或黃豆為主要原料的豆豉，其製作過程是將大豆或黑豆蒸煮後，再經由發酵製作而成。漢代劉熙的《釋名・釋飲食》中，稱豆豉為「五味調和，需之而成」，是最早記載豆豉的書籍。在中醫裡，豆豉性平，味甘、微苦，對於感冒頭痛、胸悶煩嘔、傷寒、寒熱及食物中毒等症狀有一定的效果。

121

| 肉類篇 🍖 | | |
|---|---|---|

# 木耳炒豬肝

| 材料 | | 調味料 | |
|---|---|---|---|
| 豬肝 100 克 | | 鹽少許 | |
| 黑木耳 10 克 | | 米酒少許 | |
| 紅蘿蔔 5 克 | | 味精少許 | |
| 蔥 5 克 | | 太白粉少許 | |
| 薑片 5 片 | | 初榨橄欖油 1 大匙 | |

**作法**

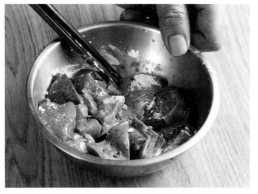

**1** 豬肝、黑木耳、紅蘿蔔切片，蔥切段，備用。

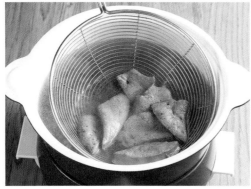

**2** 豬肝洗淨後，加入太白粉拌勻，備用。

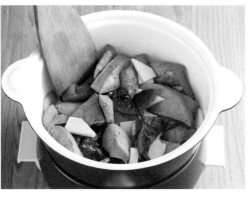

**3** 煮一鍋熱水，將豬肝川燙以去血水、腥味後撈起，備用。

**4** 在鍋內放入初榨橄欖油，加入蔥段、薑片爆香後，放入所有食材、調味料拌炒均勻即可。

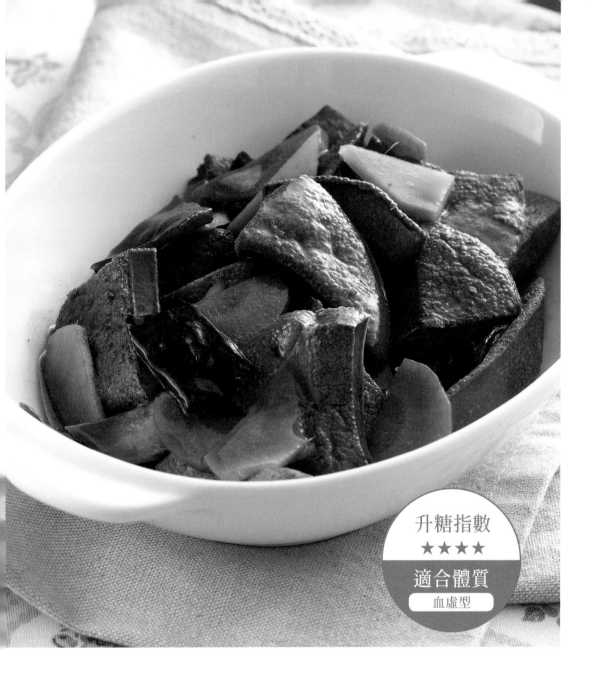

升糖指數
★★★★

適合體質
血虛型

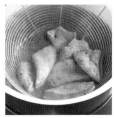

### 補血又低酮的豬肝

食物中的鐵質來源，可分為血鐵質、非血鐵質兩種，其中血鐵質被人體吸收率高於非血鐵質。血鐵質主要來自動物，包括：肉類、禽類、魚類等，當然，這包含了其內臟、血液。要看該肉品含鐵類多不多，只要觀察顏色，愈深則表示含鐵量愈高，因此，深色的豬肝內含的鐵質豐富，對於缺鐵性貧血的患者來說，是比鐵劑還要優質的補鐵聖品。

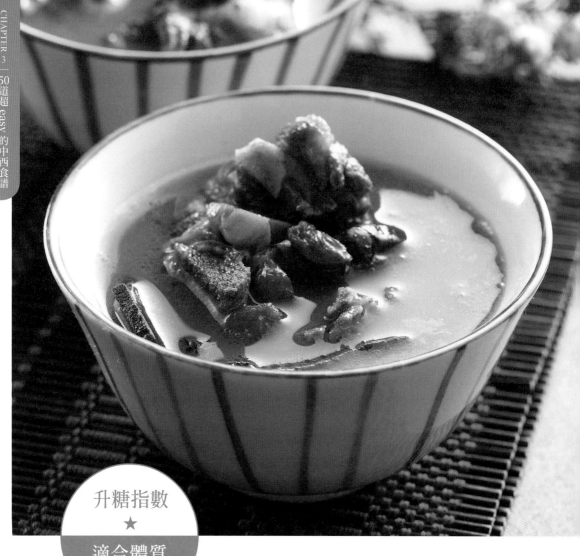

升糖指數
★

適合體質

陰虛化火型／血虛型

| 湯品篇 |

# 何首烏燉子排

● 腸胃虛弱者不宜多

材料｜排骨 100 克

調味料｜鹽 1 小匙　米酒少許

藥材｜何首烏 10 克　黃耆 3 克　杞枸 2 克　黑棗 5 克

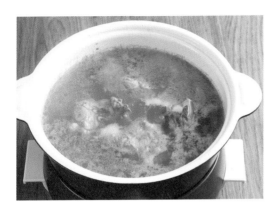

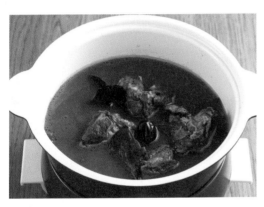

作法

**1** 將排骨川燙去血水後，洗淨備用。

**2** 中藥材洗淨與排骨放入鍋中並加入 600cc 水及鹽，大火煮至水滾。

**3** 轉小火燉煮約 1 小時，滴入少許米酒即可。

### 補血、使頭髮由白轉黑的聖品──何首烏

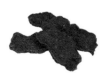

關於何首烏的功效，在《本草匯言》中記載：「補精益血，種嗣延年。」而《本草求真》也說何首烏能夠「滋水補腎，黑髮輕身」。因此，何首烏被視為讓頭髮保持烏黑亮麗的聖藥。此外，研究也發現，何首烏能夠增加骨髓造血幹細胞的活性，具補血、益腎精的效果，但這類藥材較滋膩，腸胃弱者食用後容易有腹瀉現象。

| 湯品篇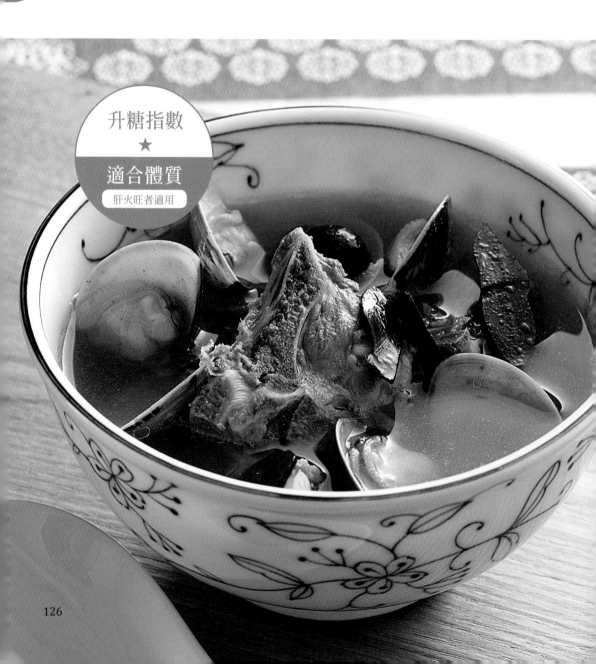

# 靈芝排骨蛤蜊湯

| 材料 | 排骨 100 克 | 調味料 | 鹽 1 小匙 | 藥材 | 切片靈芝 10 克 |
| | 蛤蜊 20 克 | | 米酒 1 小匙 | | 紅棗 5 克 |
| | | | | | 當歸 5 克 |
| | | | | | 老薑 5 片 |

• 腸胃虛弱者量少為宜

升糖指數
★

適合體質
肝火旺者適用

126

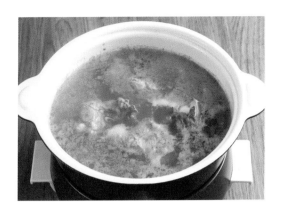

作法

**1**　將排骨川燙去血水，洗淨備用。

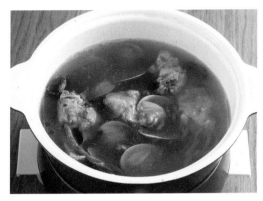

**2**　鍋中放入 600cc 水，將排骨、中藥材、老薑片、鹽放入，燉煮約 50 分鐘。

**3**　加入蛤蜊，再燉煮約 2 分鐘起鍋。

**4**　起鍋後加入米酒，即可食用。

### 增強免疫力的靈芝

靈芝為多孔科蕈類植物，性平、味苦澀，最重要的成分有多醣體及三帖類化合物，具有抗腫瘤、免疫調節、保護肝臟、降血壓及血糖、減少組織胺的生成等效果。根據《神農本草經》中記載：「紫芝味甘溫，主耳聾，利關節，保神益精，堅筋骨，好顏色，久服輕身不老延年。」對於保肝解毒的效果很明顯，因此被認為可以延年益壽。

# 三味雞湯

材料｜帶骨雞腿 150 克

調味料｜鹽 1 小匙　米酒少許

藥材｜當歸 4 克　黨蔘 4 克　紅棗 5 克　枸杞 3 克　老薑 5 克

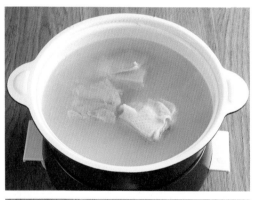

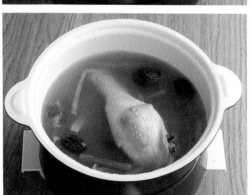

作法

1　雞肉切塊後，川燙去血水，洗淨備用。

2　雞肉、藥材放入鍋中，加入 600cc 水及鹽，大火煮至水滾。

3　轉小火燉煮約 30 分鐘。

4　起鍋後放少許米酒，即可食用。

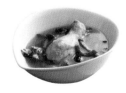

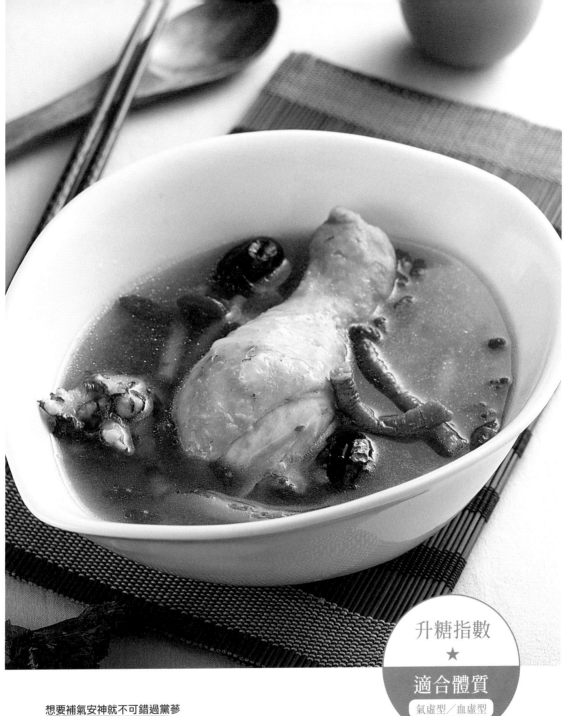

**想要補氣安神就不可錯過黨蔘**

根據《本草綱目》記載，黨蔘性平、味甘，歸脾、肺經，
是很常用的傳統補益藥，適合脾胃虛弱、氣血兩虧、體
倦無力的人。此外，黨蔘可以改善氣血循環，對於虛弱
型失眠的人來說，服用黨蔘後能夠改善腦部循環，進而
達到安神的效果。

升糖指數

★

適合體質

氣虛型／血虛型

材料｜羊子排 100 克

調味料｜鹽 1 小匙
米酒 1 大匙

藥材｜當歸 2 克　　陳皮 2 克
熟地黃 2 克　白朮 2 克
白芍 2 克　　枸杞 2 克
茯苓 2 克　　黑棗 3 克
黃耆 2 克

升糖指數
★

適合體質
氣虛型／血虛型

| 湯品篇

# 加減十全羊子排湯

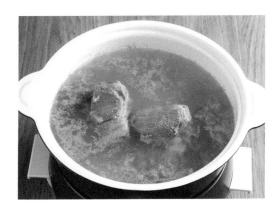

作法

1 羊子排川燙去血水及腥味後，洗淨備用。

2 將所有中藥材、羊子排、鹽放入鍋中，加入 600cc 水，大火煮至水滾。

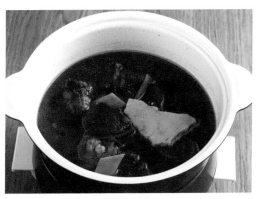

3 轉小火燉煮約 1 小時即可。

4 起鍋後，加入米酒即可食用。

### 十全大補湯的由來和種類

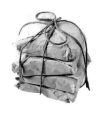

十全大補湯出自《太平惠民和劑局方》，此藥方包含四物湯與四君子湯再加味，因此，補血與補氣兼備，最適合手腳冰冷、病後體虛、產後及手術後虛寒體質者。原方藥材為當歸、熟地、川芎、白芍、黨參、茯苓、白朮、炙甘草、肉桂、黃耆等十味藥材，是一道民間常見的燉補良方。目前也有不少針對飲用者體質而做加減調整的配方。

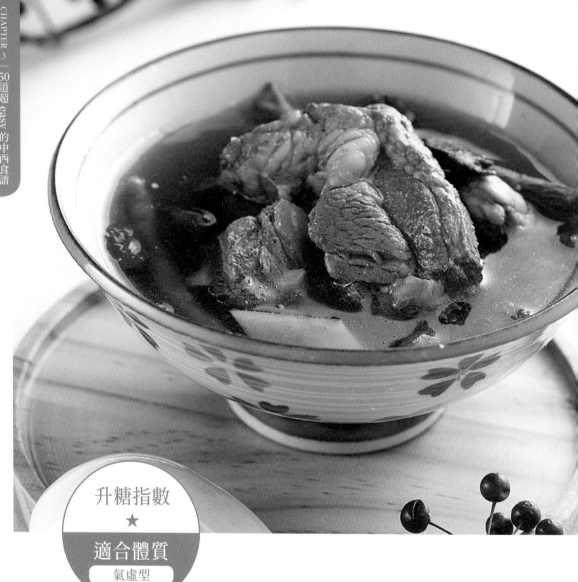

升糖指數
★

適合體質
氣虛型

| 湯品篇 🍲

# 雙蔘玉竹老鴨湯

<table>
<tr><td>材料</td><td>鴨肉 150 克</td></tr>
</table>

<table>
<tr><td>調味料</td><td>鹽 1 小匙<br>米酒 1 小匙</td></tr>
</table>

<table>
<tr><td>藥材</td><td>黨蔘 5 克<br>紅蔘 5 克<br>玉竹 2 克<br>枸杞 1 克<br>老薑 3 片</td></tr>
</table>

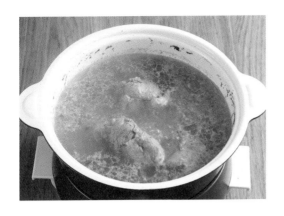

作法

① 鴨肉剁塊後，川燙去血水，洗淨備用。

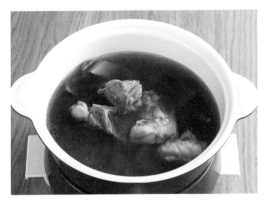

② 將鴨肉、中藥材放入鍋中，加入 600cc 水和鹽，大火煮至水滾。

③ 轉小火燉煮約一小時，即可起鍋。

④ 起鍋後，加入米酒即可食用。

### 為什麼中藥湯品多數都有加米酒？

我們會發現，很多藥材在浸泡時會加入米酒等白酒，這是因為酒能行氣、活血，另一方面，酒浸藥材能萃取出來的有效成分更多。在燉煮藥材時，當酒水同煮，水溶性與醇溶性的成分會被萃取出來，可以更增加藥物的療效。若怕酒味者。可在起鍋後，加入少量米酒增加藥性。

| 湯品篇

# 加味四神豬肚湯

材料｜豬肚 100 克

調味料｜鹽 1 小匙
米酒 1 小匙

藥材｜薏仁 10 克
當歸 10 克
紅棗 3 克
芡實 10 克
淮山片 10 克
伏苓 10 克
蓮子 10 克

作法

1 豬肚川燙後洗淨，切片備用。

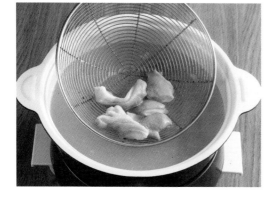

2 將藥材、豬肚放入鍋中，加入
600cc 水和鹽，大火煮至水滾。

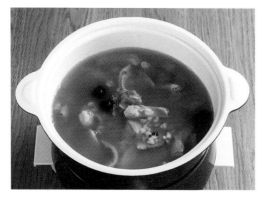

3 轉小火燉煮約一小時後起鍋，
並加入 1 小匙米酒即可。

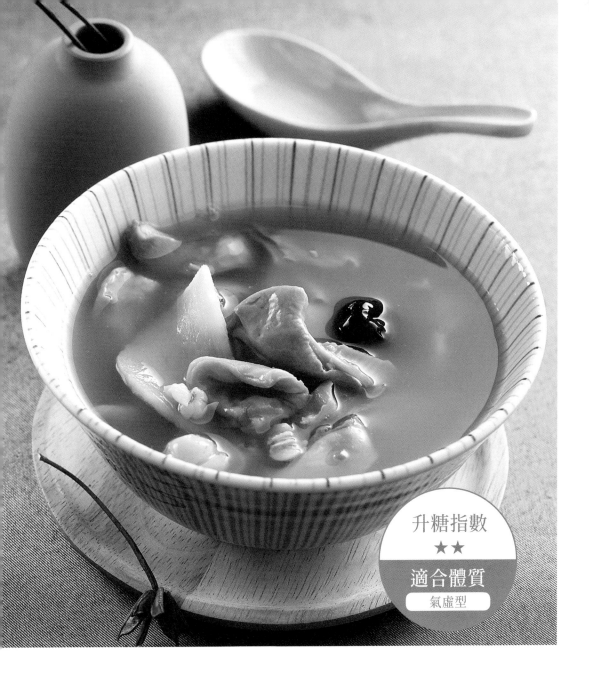

升糖指數
★ ★

適合體質
氣虛型

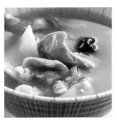

### 四神湯的功效

四神湯最早被稱為四臣湯,是由芡實、蓮子、淮山、茯苓組合
而成的藥方,之所以被稱為「四臣」,是因為藥材皆有加乘作用,
對於治療消化不良、容易拉肚子,能吃不長肉、長不胖的人有
不錯的效果。此外,四神湯也具有溫脾、健胃、補腎、利濕的
效果。一般的四神湯會加入豬肚或豬腸,同樣具有健胃、提昇
食欲的效果。

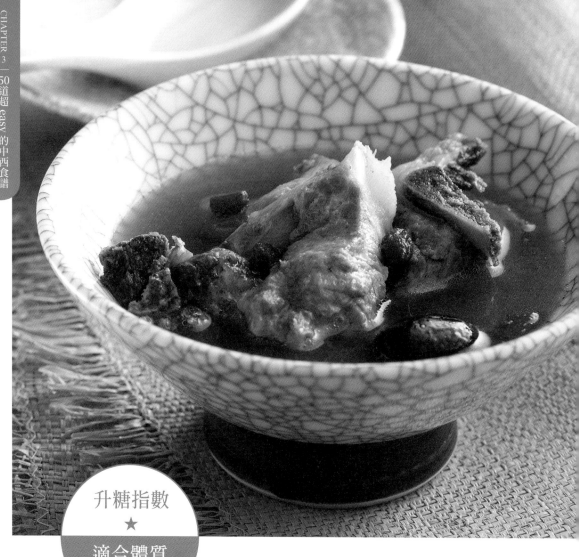

升糖指數

★

適合體質

氣虛型／血虛型

| 湯品篇

# 龜鹿二仙排骨湯

材料｜排骨 100 克

調味料｜鹽 1 小匙
米酒 1 小匙

藥材｜龜鹿二仙膠 20 克
紅棗 5 克
枸杞 5 克
老薑 2 片

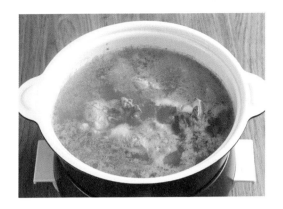

1　排骨川燙去血水後，洗淨備用。

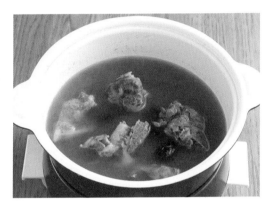

2　龜鹿二仙膠先加少量水泡軟、融化。

3　將步驟 1、2 的食材及中藥材放入鍋中，加入 600cc 水和鹽，大火煮至水滾。

4　轉小火燉煮約一小時，起鍋後加入 1 小匙米酒即可。

### 熬煮過程繁瑣的龜鹿二仙膠

龜鹿二仙膠主要由龜板、鹿角、人參、枸杞等四味藥材組成，其中龜板與鹿角要先經過繁瑣的處理過程後，再經過 7 天 7 夜熬製，才能製作出一塊龜鹿二仙膠。在中醫的治療上，能夠大補氣血，尤其適於虛弱型體質的調養，對於骨質流失者也有改善的效果。

升糖指數
★★

適合體質
氣虛型／陽虛型

| 湯品篇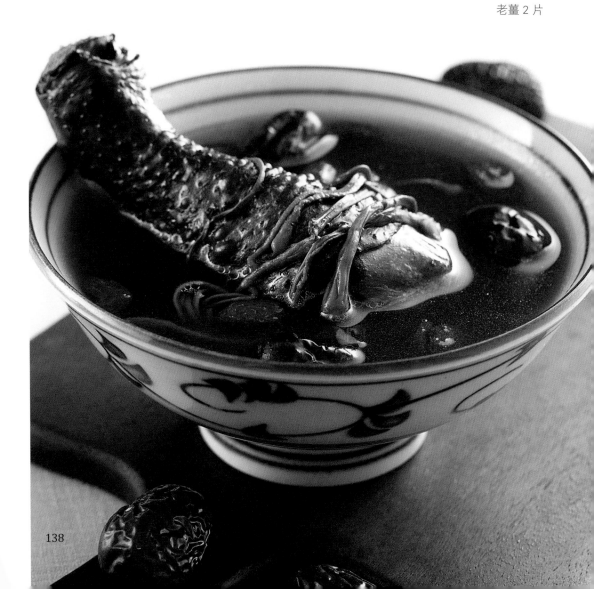

# 蟲草花烏骨雞湯

● 適合體力不佳者

材料｜烏骨雞腿 200 克

調味料｜鹽 1 小匙
米酒 1 小匙

藥材｜蟲草花 3 克
紅棗 2 克
枸杞 2 克
老薑 2 片

### 由菌類培養出來的蟲草花

蟲草花乍聽之下，會以為是一種長得像蟲的花，或是與冬蟲夏草有關的食材，但實際上，蟲草花是一種內含豐富的蟲草多醣、蛋白質、多種氨基酸與微量元素的食用蕈。蟲草花的營養價值在其上的真菌孢子粉，因此，一般在燉煮前，會建議不要清洗，且也不要燉煮過久，以免營養成分被破壞。此外，若對菇類過敏者，最好不要食用。

作法

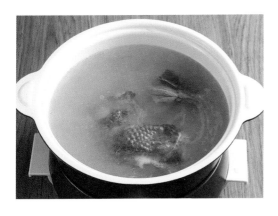

1　帶骨烏骨雞腿剁塊，川燙去血水後，洗淨備用。

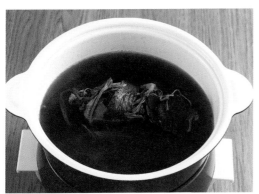

2　將烏骨雞腿、紅棗、枸杞、老薑片放入鍋中，加入 600cc 水和鹽，大火煮至水滾。

3　轉小火燉煮約 30 分鐘，再加入蟲草花燉煮約 30 分鐘，起鍋後加入 1 小匙米酒即可。

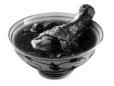

| 湯品篇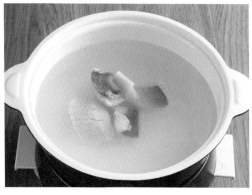

# 歸仲海鱸魚湯

材料｜海鱸魚 200 克

調味料｜鹽 1 小匙
米酒 1 小匙

藥材｜當歸 10 克
杜仲 15 克
枸杞 2 克
老薑 5 片

**作法**

1. 海鱸魚川燙去血水、腥味後，洗淨備用。

2. 將海鱸魚、中藥材、放入鍋中，加入 600cc 水和鹽，大火煮至水滾。

3. 轉小火燉煮約 20 分鐘，起鍋後加入 1 小匙米酒即可。

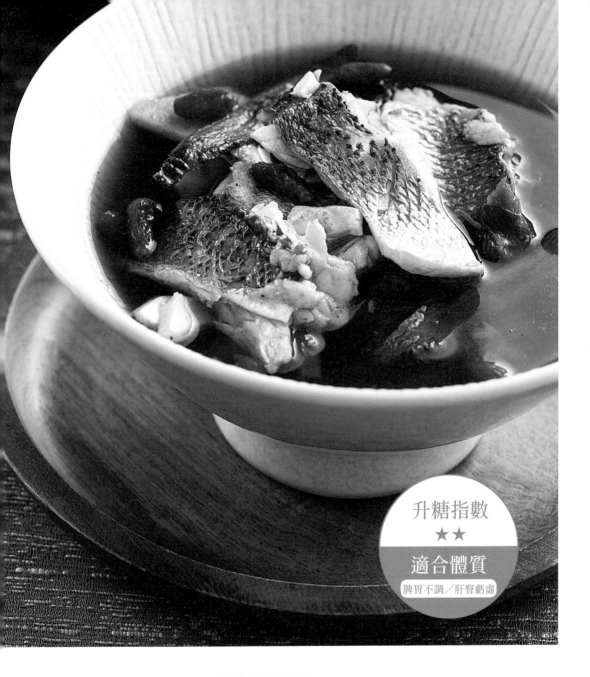

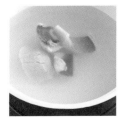

### 鱸魚湯是開刀患者術後首選的食補

鱸魚味甘、性平,入肝、脾、腎三經。根據《嘉祐本草》記載:「補五臟,益筋骨,和腸胃,治水氣。」《本草衍義》:「益肝腎。」鱸魚富含膠原蛋白,可有助於傷口的修復、消水腫,補益肝腎,因此,鱸魚湯是產後調理或手術後湯品的首選。在品種上,鱸魚大致可分為海魚和河魚,其中海鱸魚比淡水鱸魚個頭大,味道也更鮮美,食用時可依以個人喜好挑選。

| 湯品篇 |

# 歸耆石斑魚湯

• 適合營養吸收不良者

| 材料 | 石斑魚 200 克 | 調味料 | 鹽 1 小匙<br>米酒 1 小匙 | 藥材 | 當歸 15 克<br>黃耆 10 克<br>紅棗 5 克<br>枸杞 2 克<br>老薑 5 片 |

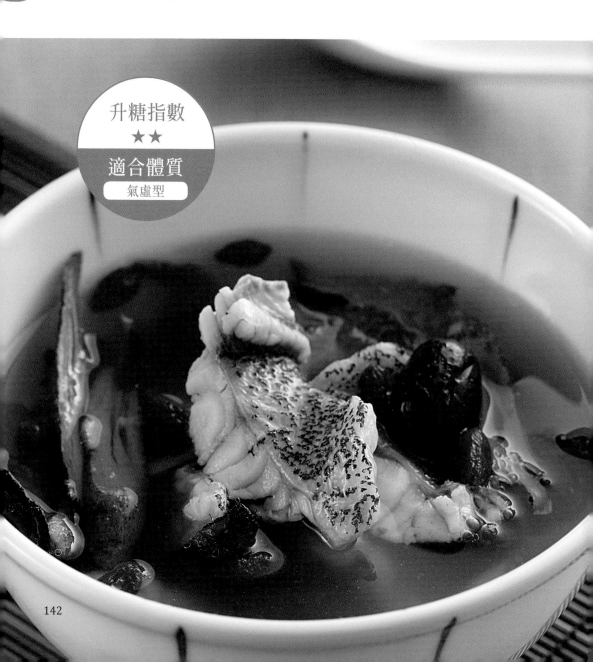

升糖指數
★★

適合體質
氣虛型

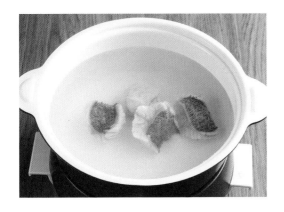

作法

(1) 石斑魚川燙去血水、腥味後，
洗淨備用。

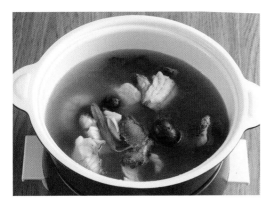

(2) 將石斑魚、中藥材、老薑片放
入鍋中，加入 600cc 水和鹽，
大火煮至水滾。

(3) 轉小火燉煮約 20 分鐘，起鍋後
加入 1 小匙米酒即可。

## 素有「海雞肉」之稱的石斑魚

根據中醫書記載，石斑魚具有健脾、養血、明目、益氣、安胎、
利產、止血、通經、催乳等功能，相當適合婦女產後食用。其
營養豐富，肉質Q彈、口感類似雞肉，因此又被稱為「海雞肉」。
石斑魚的魚皮富含膠質，能夠增強上皮組織的完整生長、促進
膠原細胞的合成，對於美容護膚有不錯的效果。

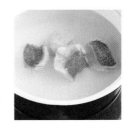

**中醫師教你怎麼吃！生酮低醣減碳料理**

50 道超 EASY 的中西食譜

作　者／陳俊如、林祐禎
攝　影／宇曜影像
封面 ‧ 版型設計／陳姿妤 chentzuuyuu@gmail.com
社　長／陳純純
總編輯／鄭潔
主　編／張愛玲
編　輯／楊顯慧

整合行銷總監／孫祥芸
整合行銷經理／陳彥吟
北區業務負責人／陳卿瑋（mail：fp745a@elitebook.tw）
中區業務負責人／蔡世添（mail：tien5213@gmail.com）
南區業務負責人／林碧惠（mail：s7334822@gmail.com）

出版發行／出色文化出版事業群‧出色文化
電　話／02-8914-6405
傳　真／02-2910-7127
劃撥帳號／50197591
劃撥戶名／好優文化出版有限公司
E—Mail ／ good@elitebook.tw
出色文化臉書／https://www.facebook.com/goodpublish
地　　址／台灣新北市新店區寶興路 45 巷 6 弄 5 號 6 樓

法律顧問／六合法律事務所　李佩昌律師
印製／皇甫彩藝印刷股份有限公司

書　　號／健康樹 045
I S B N　／978-986-96956-6-4
初版一刷／2019 年 1 月
定　　價／新台幣 420 元

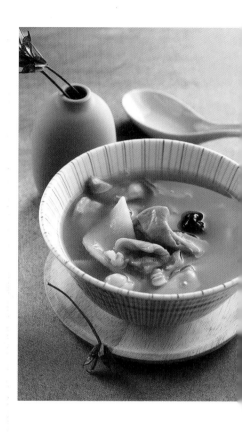

中醫師教你怎麼吃！生酮低醣減碳料理：50 道超 EASY 的中
西食譜／陳俊如，林祐禎著 . -- 初版 . -- 新北市：出色文化，
2019.01
面；　公分
ISBN 978-986-96956-6-4( 平裝 )
1. 中醫 2. 食療 3. 食譜
413.98　　　　　　　　　　　107021081